水素ガスでガンは消える!?

赤木純児
腫瘍免疫専門医
日本外科学会専門医・指導医
日本がん治療認定医
日本統合医療学会認定医・理事
国際水素医科学研究会 理事長

辰巳出版

驚くべき症例の数々

K・Hさん（33歳）　女性（本文120ページ）

● **卵巣ガン（ステージ4）**

ハイパーサーミア＋低用量抗ガン剤＋水素ガス＋オプジーボによる治療

CT画像

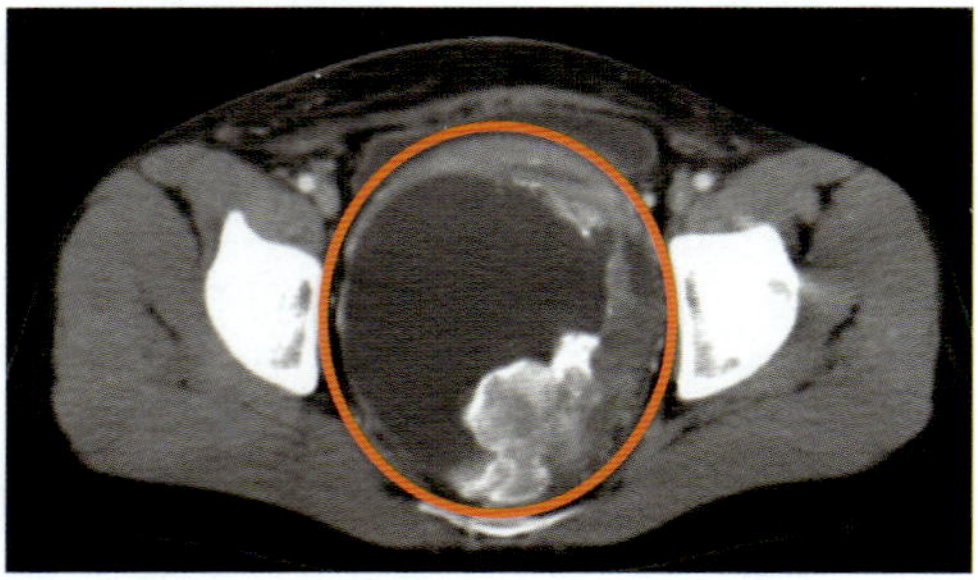

2018/5

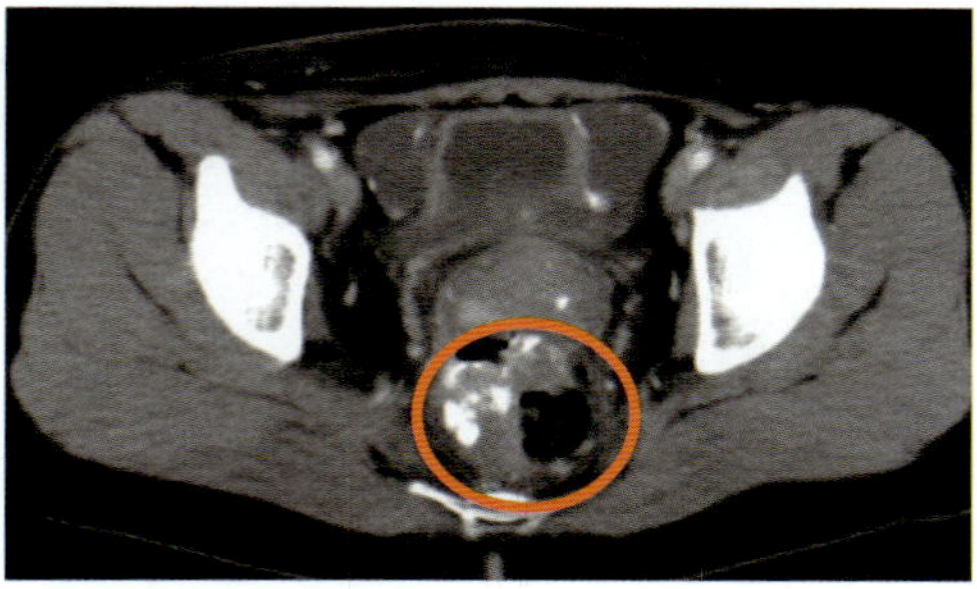

2018/12

● **腫瘍の大きさ　丸で囲んだ部分**

112.93×107.07 mm ➡ 39.27×37.63mm

RECIST＊ 65.2%　縮小

＊RECIST　固形ガンに対する治療の効果判定に用いる評価基準

＊くわしくは、6章をご覧ください

H・Sさん(62歳)　女性(本文121ページ)

●肺ガン(ステージ4)

ハイパーサーミア＋低用量抗ガン剤＋水素ガス＋
オプジーボによる治療

PETCT画像

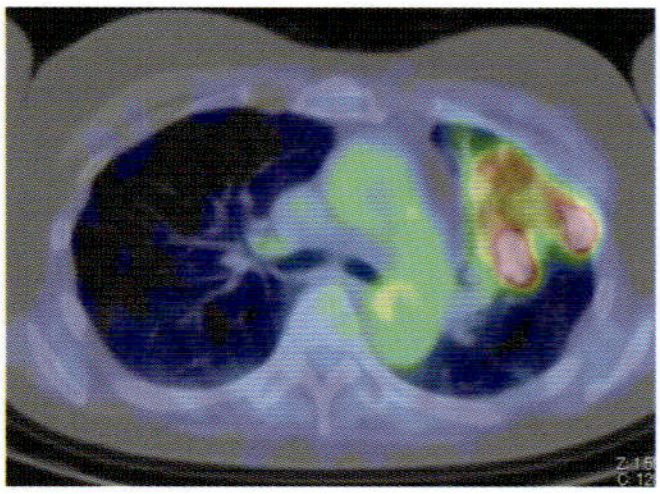

2014/6

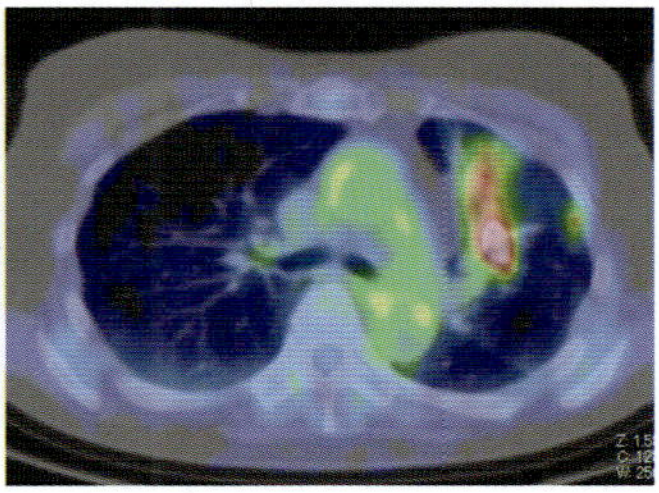

2015/10

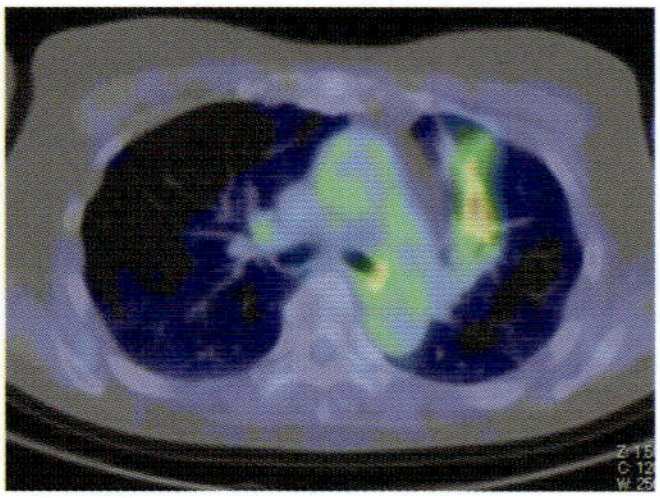

2016/4

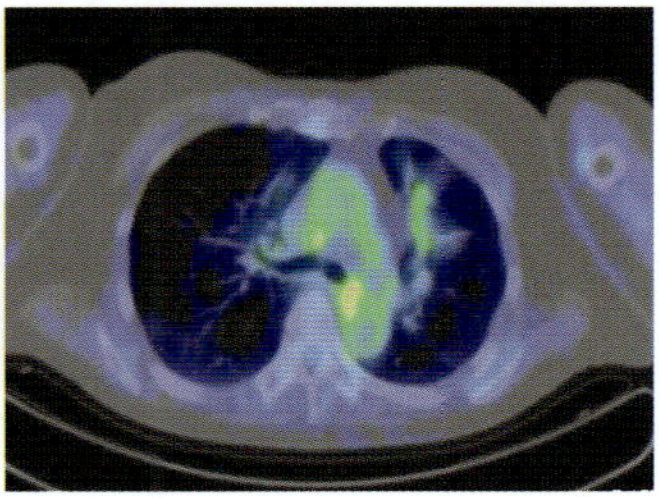

2019/5

●腫瘍の大きさ　赤い部分が腫瘍

縦隔リンパ節、骨盤の腫瘍とも現在はほぼ完全寛解。

K・Mさん（46歳）　女性（本文123ページ）

乳ガン（ステージ４）

ハイパーサーミア＋低用量抗ガン剤＋水素ガス＋
オプジーボによる治療

PETCT画像

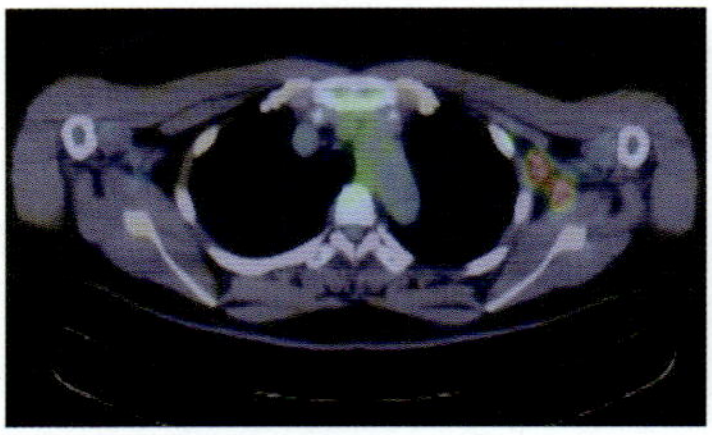

腋窩（脇の下）：2017/7

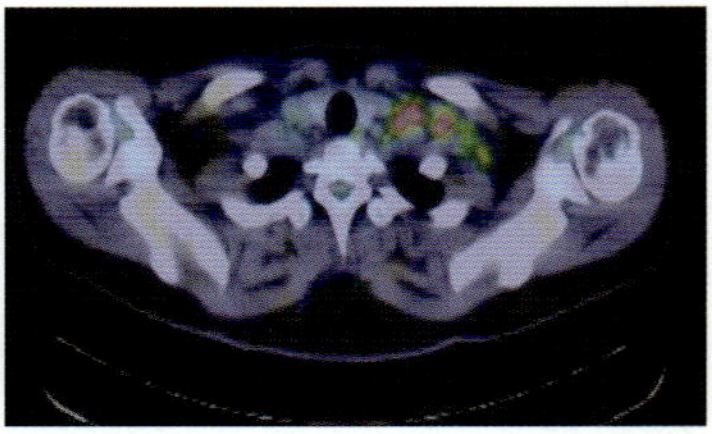

鎖骨下：2017/7

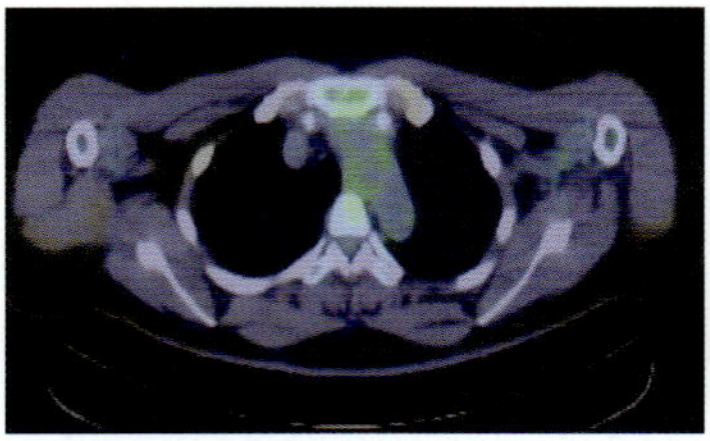

2018/4

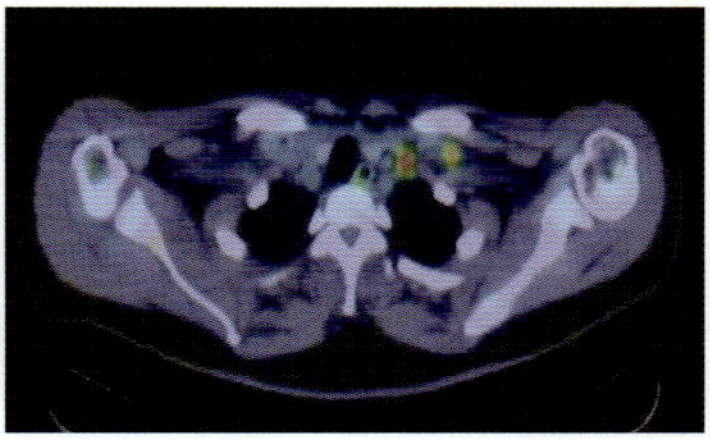

2018/4

腫瘍の大きさ　赤い部分が腫瘍

画像の赤い部分が腫瘍。脇の下はほぼ消失している。

T・Kさん(77歳)　女性(本文125ページ)

●大腸ガン(再発)

ハイパーサーミア＋低用量抗ガン剤＋水素ガス＋
オプジーボによる治療

PETCT画像

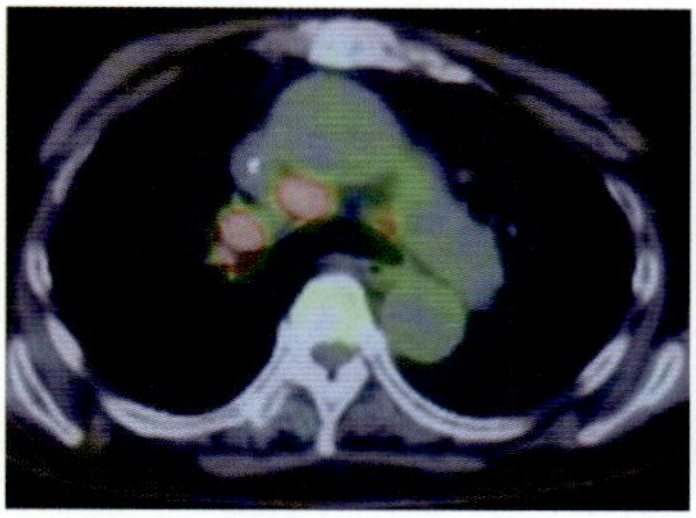

縦隔リンパ節：2018/4

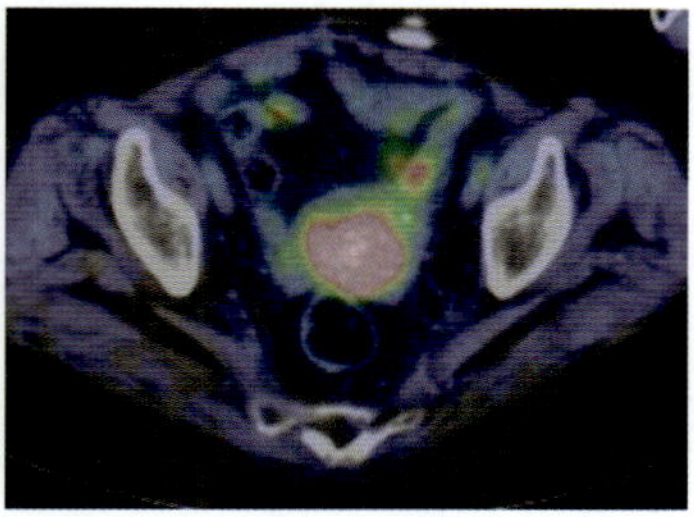

骨盤内：2017/3

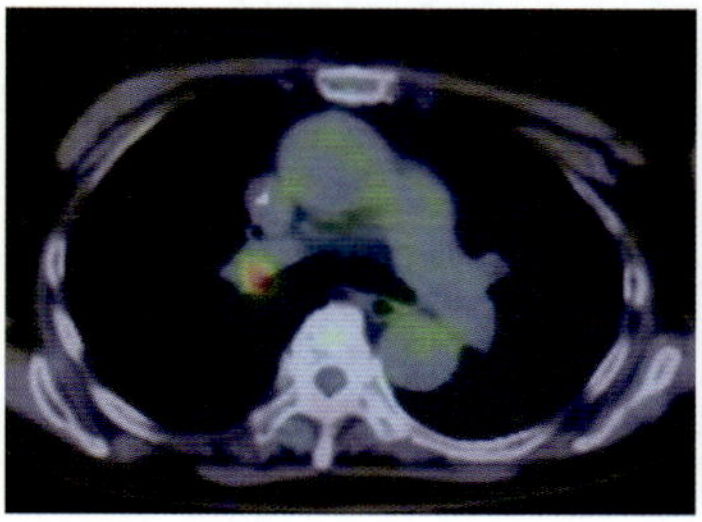

2018/7

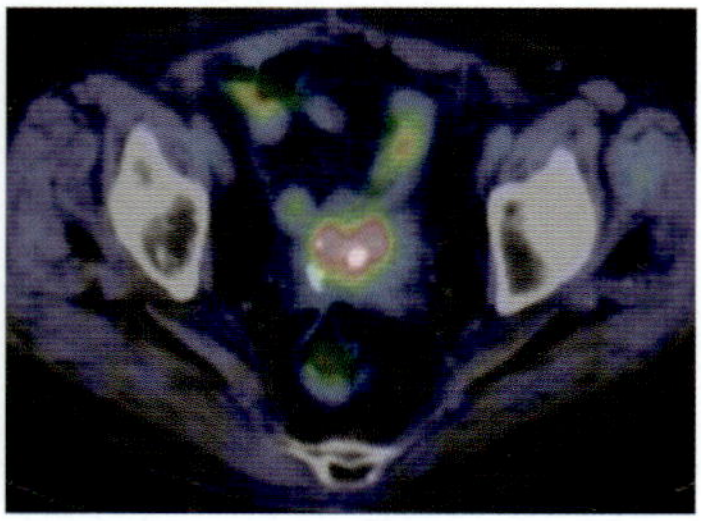

2018/7

●腫瘍の大きさ　赤い部分が腫瘍

縦隔リンパ節、骨盤の腫瘍とも明らかに小さくなっている。

K・Kさん(69歳)　男性(本文127ページ)

● 尿管ガン(ステージ4)
ハイパーサーミア＋低用量抗ガン剤＋水素ガス＋オプジーボによる治療

CT画像

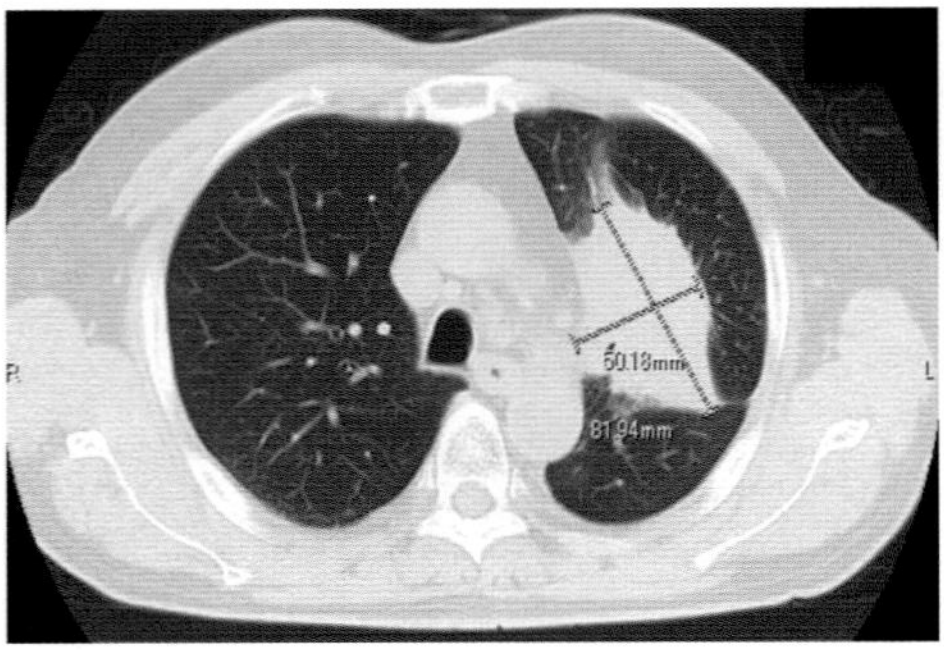

2016/10

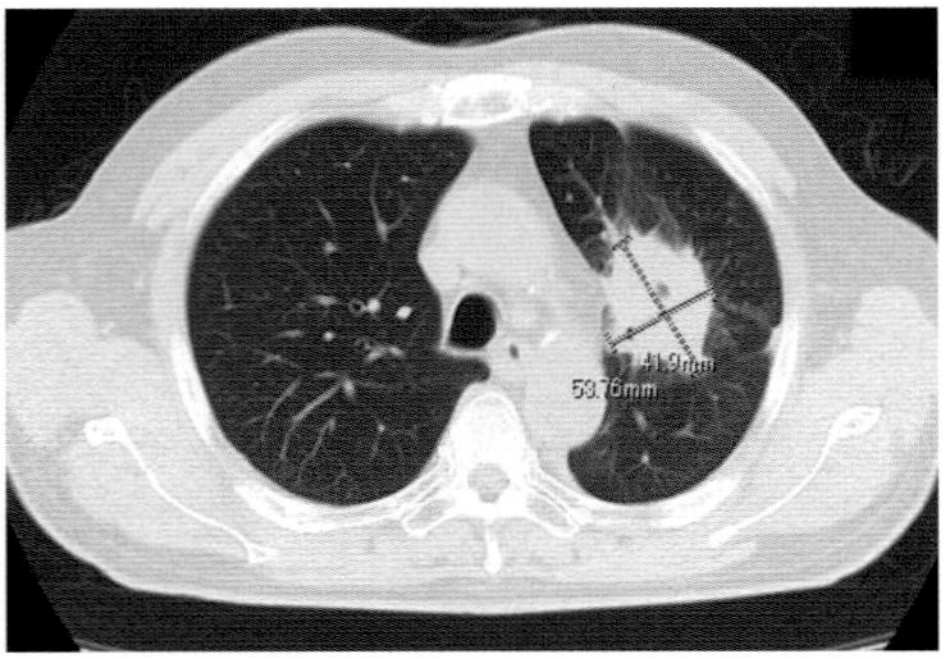

2017/11

● 腫瘍の大きさ　＋で示しているのが腫瘍

81.94×50.18mm ➡ 53.76×41.90mm
RECIST　34.4%縮小

T・Mさん（53歳）　女性（本文128ページ）

乳ガン（再発）

ハイパーサーミア＋低用量抗ガン剤＋水素ガスによる治療

CT画像

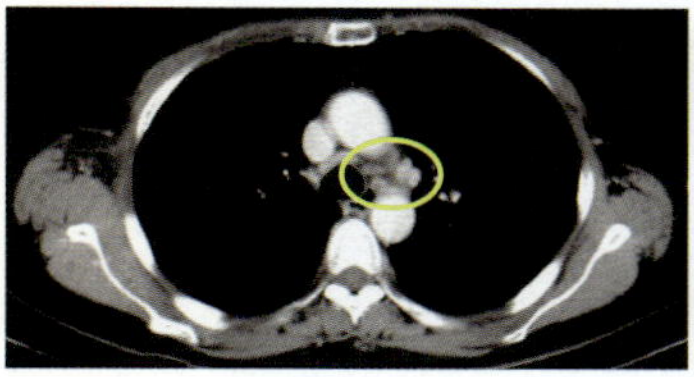

縦隔リンパ節：2015/5

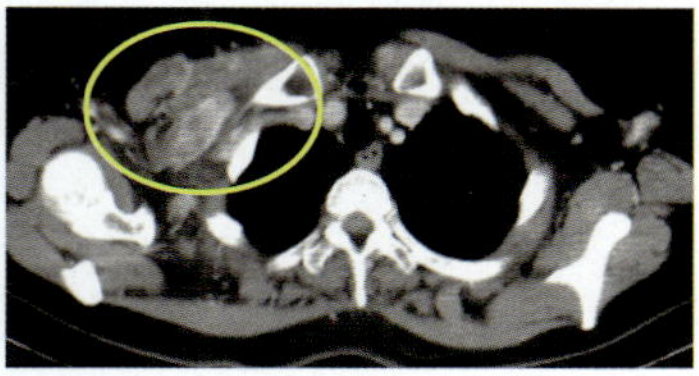

鎖骨下：2015/5

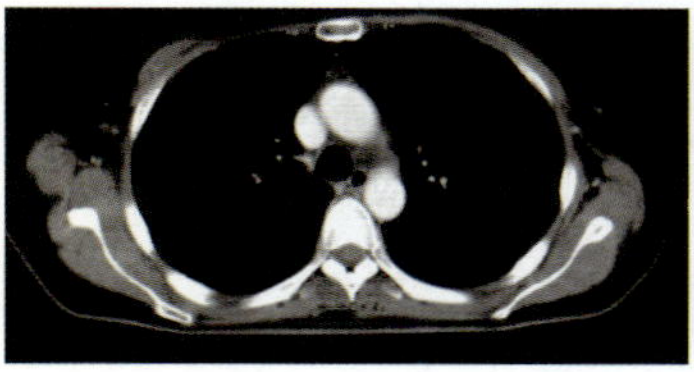

2017/11

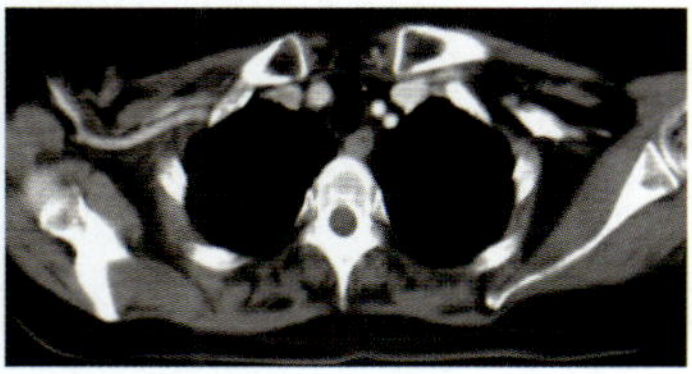

2017/11

腫瘍の大きさ　丸で囲んだ部分が腫瘍

丸で囲んだ部分が腫瘍、縦隔リンパ節も鎖骨下も腫瘍は消失。

M・Mさん(81歳)　女性(本文133ページ)

● すい臓ガン(ステージ4)

ハイパーサーミア＋低用量抗ガン剤＋水素ガス＋オプジーボによる治療

PETCT画像

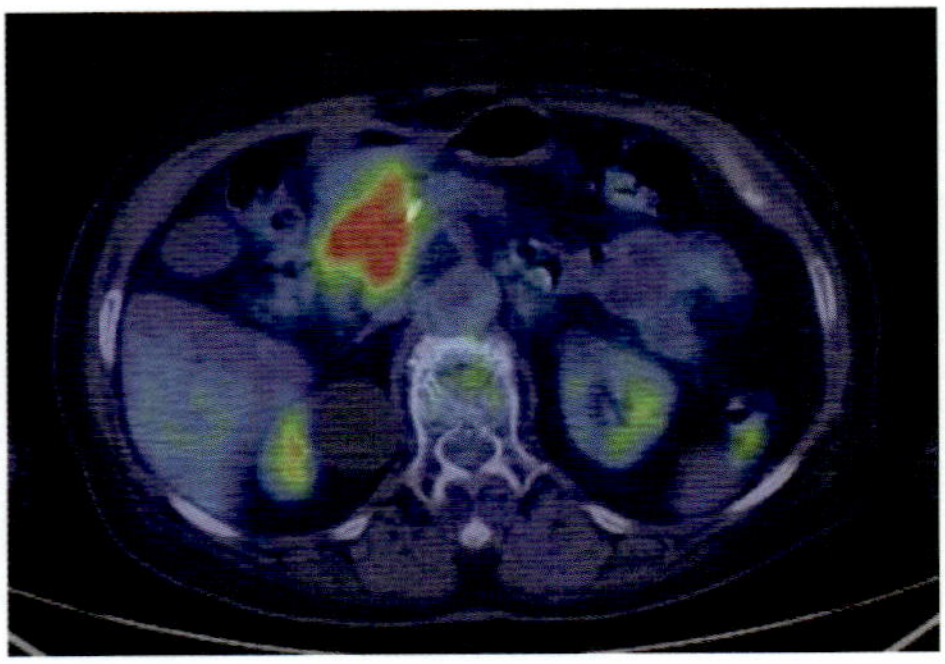

2018/9

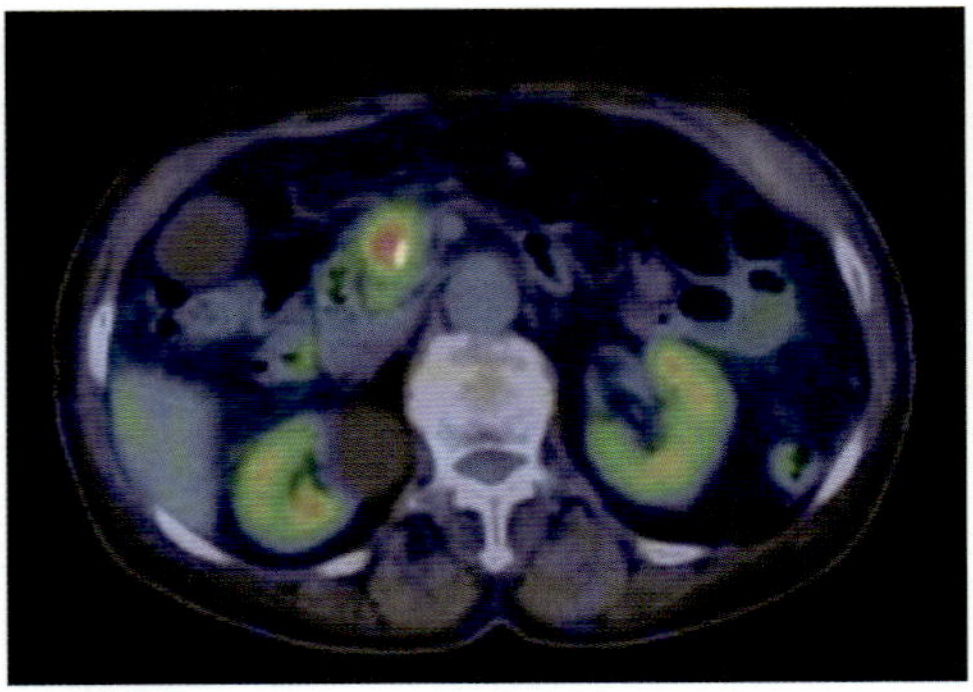

2018/12

● 腫瘍の大きさ　赤い部分が腫瘍

RECIST52.4%縮小

水素ガスでガンは消える!?

はじめに

「えっ、リンパ節の腫れがこんなに引くなんて！　まだ治療を始めて2週間なのに……」
私はこれまで、腫瘍免疫の専門医として30年以上、ガンの治療に携わってきました。この30年間で、医療の進歩とともにさまざまなガンの治療法が出ていますが、しかし、ごくごく一部の人に有効だったとしても、多くの人に有効な治療法であると納得できるものは、まだありません。

専門医として、患者さんの苦痛をとり除き、余命を伸ばす手立てをあれこれと試す日々が続いています。その中で、わずか2週間でこのような回復を遂げる患者さんをみたことはありませんでした。正直に申しまして、2週間前に68歳のK・Hさんが病院を訪れたときは、「この方はもう、生きてここからは出られないかもしれない」と思っていました。彼女の状態は、それくらい悪かったのです。

再発した乳ガンがすでに骨や肝臓、首のリンパ節に転移しており、右あごの下が大きく腫れ上がっていました。これまでの経験から、こうした状態は非常に危険であることはわかっていました。それでも、この方を救いたい。その思いに突き動かされるように、数日

右顎下腺腫大
（CTリンパ節移転）

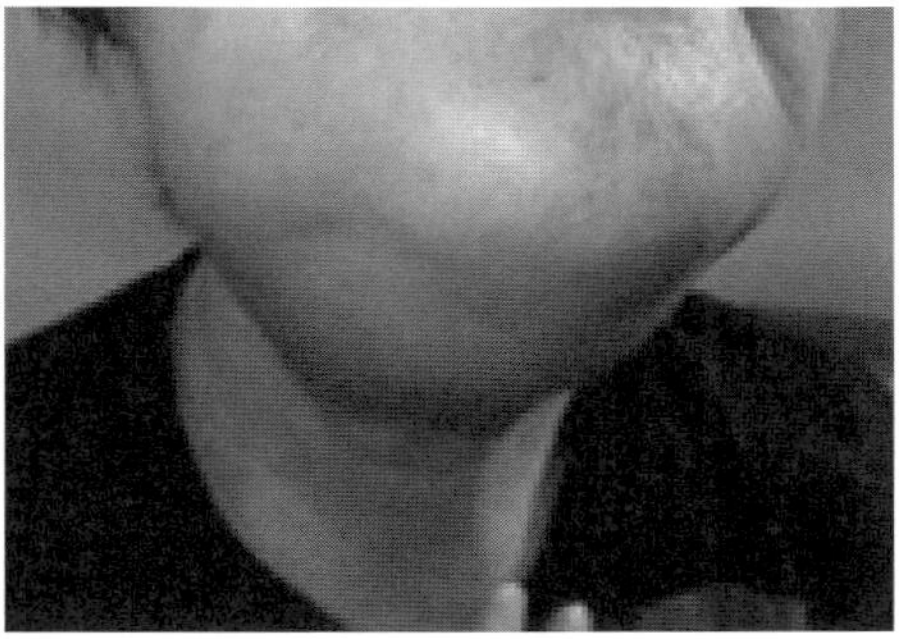

2週間後

退院

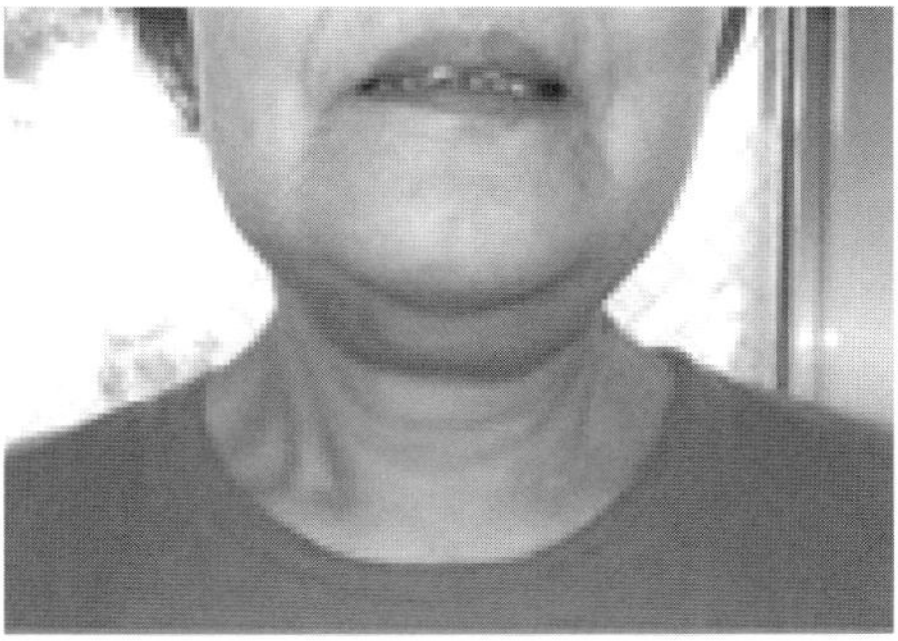

水素ガスを用いたら2週間でリンパ節の腫れが消えた

再発した乳ガンが首のリンパ節に転移し、あごの下が大きく腫れていたK.Hさん。それまでの治療に水素ガスを加えたところ、たった2週間で一気に腫れが引いた。

前に紹介されたあるものを使ったのです。

そのあるものとは、水素ガス――これは自然界のどこにでもあり、私たちの体内にも存在しています。

もともと私は免疫治療という分野からガンの治療を行っているため、基本的にはハイパーサーミア（温熱療法）、低用量抗ガン剤、オプジーボ（ガン免疫治療で使う薬剤）などを使った治療を行っています。そこに新たに水素ガスを加えたところ、たった2週間で右あご下の腫れがおさまったのです。これには心底驚きました。

K・Hさんは再発した乳ガンの治療のため、２０１５年1月からアバスチン＋パクリタキセル、アバスチン＋アブラキサン、ハラベンなどの抗ガン剤による治療を続けていましたが腫瘍マーカーの数値は上がり続け、リンパ節が腫れ上がってしまった２０１６年７月６日は１６３０になっていました。これは乳ガンで特異的に上昇してくる、CA15-3という腫瘍マーカーによる数値ですが、正常値は31・３以下です。それが１６３０ということは多発骨転移・肝転移を反映して、数値が異常に上がっているといえます。ところが水素も取り入れた免疫治療をつづけたところ、２週間で右あご下のリンパ節の腫れが引き、元気に退院されていったのです。約１カ月後の８月３日には腫瘍マーカーも１１３２にまで下がっていました。

実はK・Hさんの診察の数日前、お世話になっていた知人から「これはガン治療に役立ちますから」と、水素ガス発生機を紹介してもらっていたのです。当初は、水素ガスが治療に役立つなどとは、とても信じられませんでした。それでも、爆発の危険はないこと、水素ガスが人体にどれだけの好影響を及ぼすかということなどを聞いていくうちに、「もしかしたら、使えるかもしれない」と思うようになりました。

そしてその後、K・Hさんの症例を目の当たりにし、「水素ガスは、これからのガン治療に大きな希望をもたらすかもしれない」と思うようになりました。そこからさらに研究を続け、「水素ガス免疫療法」を確立しました。**水素ガスをガン治療に使用したのは世界でも初の試みで、**現在ではその症例も400を超え、多くの末期ガン、再発ガン患者が余命を大幅に延ばすことに成功しています。また、イギリスの学術誌『Oncology Reports』に発表した論文が世界的に注目され、2018年12月には中国・上海で開催された「第6次世界中西医結合大会」（医師2500人参加）で「免疫が進行ガン患者を治癒する時代の到来―併用免疫療法」についての講演をさせていただきました。2019年5月に愛知医科大学で開催された日本統合医療学会には、中国の医師団40名が参加。6月には中国・広州の学会にも参加させていただきました。

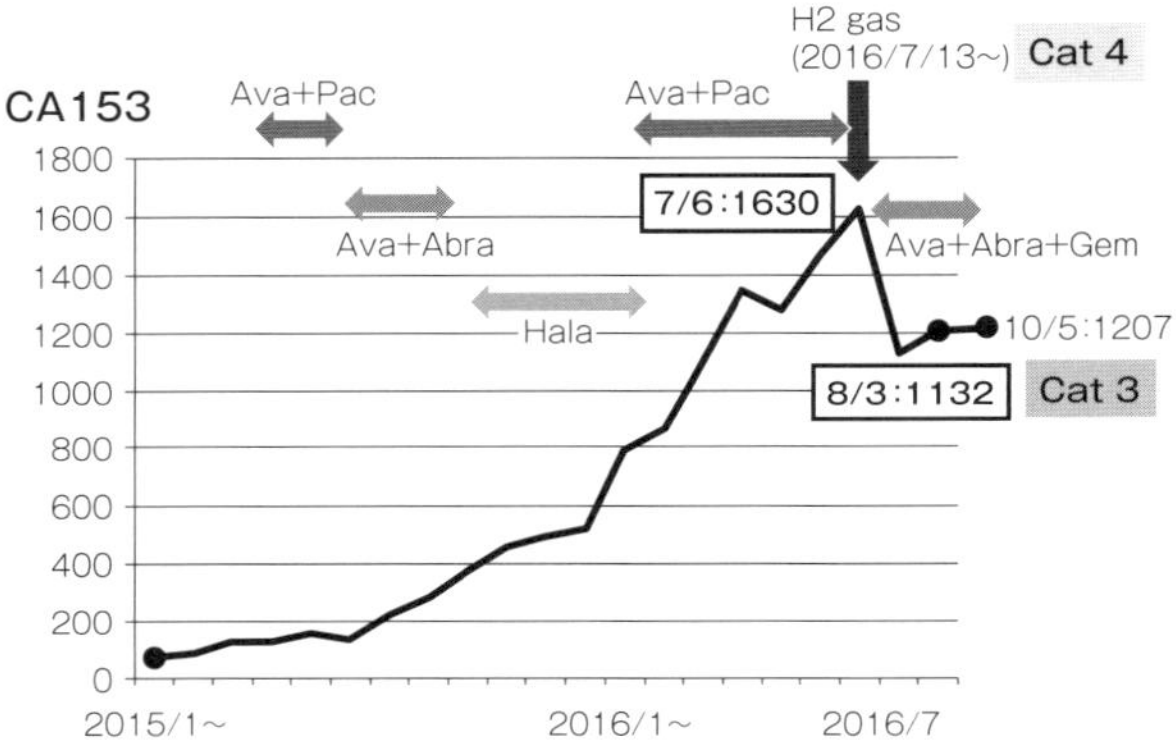

上がり続けた腫瘍マーカーの数値が一気に低下

乳ガンで特異的に上昇する腫瘍マーカーの正常値は31．3以下。K.Hさんのリンパ節が腫れていたときの数値は1630。水素ガスを取り入れ、1カ月で1132に下がった。

こうした背景から生まれたこの本は、世界初の「水素ガス免疫療法」について、わかりやすく記した本です。抗ガン剤や放射線などの標準治療ではガンが治らず、医師から見放され、この先どうしたらよいのかと悩むガン患者の方々、そしてそのご家族にとって、大きな希望となる治療法があるということを、その仕組みや症例などを交えてお伝えしていきます。

もしも病院で「もう治療する方法がありません」「緩和ケアはいかがですか？」などと言われたとしても、それでもまだ、あなたの命を長らえる方法があることを、知っていただけたら幸いです。

目次

水素ガスでガンは消える⁉

第1章 なぜ「消えるガン」と「消えないガン」があるのか

第2章

患者さんは治療法を選べない

第3章

免疫力が下がると抗ガン剤も放射線治療も効かない

第4章

末期ガン患者が「水素ガス」で治った

第5章

自宅でできる！　免疫力を上げる習慣

第6章

「余命2カ月宣告」から仕事に復帰

第7章

水素ガスで健康寿命が10年延びる

第**8**章

オーダーメイド治療の時代がやってきた

第1章

なぜ「消えるガン」と「消えないガン」があるのか

ガンには進行が速いガンと遅いガンがある

ひと口にガンといっても、臓器によって進行の速度が異なることをご存じですか？　初期の段階では見つかりにくく、進行もほかのガンに比べて速めのものとしては、すい臓ガン、胆管ガンがあげられます。これらのケースは回復への見通しが立ちにくく、手術で腫瘍を取り除いても再発の危険性が高いので、治療後の経過を慎重にみていかなくてはなりません。つまり予後がよくないガンであるといえます。一方、進行が比較的遅いものとしては、甲状腺ガンがあげられます。この場合は予後が非常によく、ガンがあったとしても共存した状態で10年くらい生きる方も多くいらっしゃいます。

2017年のデータによると、死亡数が多いガンとしては、肺ガン、大腸ガン、胃ガン、すい臓ガン、肝臓ガン、乳ガンがあげられます。この中で**予後がよいとされるガンは、大腸ガン、乳ガン。その次に予後がよいとされるのが胃ガン、肺ガン**となっています。**もっとも予後が悪いのがすい臓ガン、その次が肝臓ガンとなります。**

予後というのは転移しやすいかどうかがもっとも大きく関わってくるので、**予後がよいガンというのは転移しづらい**ガンということになります。

■ガンの死亡数が多い部位

	1位	2位	3位	4位	5位
男性	肺	胃	大腸	肝臓	すい臓
女性	大腸	肺	すい臓	胃	乳房
男女計	肺	大腸	胃	すい臓	肝臓

ガンの部位の中でも「大腸」「胃」「肺」は比較的予後がよい
2017年のガンによる死亡数が多い部位(国立がん研究センターがん情報サービス)の中でも、大腸ガン、胃ガン、肺ガンは比較的予後がよいとされている。

また、ガンの進行速度の違いは、「ガン細胞の悪性度」や「免疫原性」によっても異なります。**「ガン細胞の悪性度」というのは、ガンが発生する臓器によってガン細胞の種類が異なるため、その悪性度によって進行スピードに違いが出てくるのです。**なぜなら、ガンという同じ細胞があちこちの臓器に散っていって病気となるわけではなく、それぞれのガンが発生する臓器によって、異なるガン細胞が生まれているからです。そのため、すい臓で発生したガン細胞が増殖して現れるすい臓ガンは悪性度が高いため、進行が速くなります。一方、甲状腺で発生したガン細胞による甲状腺ガンは悪性度が低いので、進行が遅いといえるのです。

もう一つの**「免疫原性」というのは、そのガン細胞がどれだけ免疫細胞に認識されやすい抗原（ガンであるという目印）を持っているか、ということに関係します。**免疫細胞に認識されやすい抗原を持ったガン細胞であれば、増殖する前に免疫機能によって破壊される可能性が高く、転移しにくいので予後もよくなります。逆に、免疫細胞に認識されにくく、つまり、免疫細胞から逃げやすいガン細胞の場合は転移しやすく、予後も悪くなります。

このように、**免疫細胞に認識されやすいか、されにくいかということからも、ガンの悪性度は決まってきます。**ですから先ほどのすい臓のガン細胞は免疫細胞から認識されづらい＝悪性度が高い、甲状腺のガン細胞は免疫細胞に認識されやすい＝悪性度が低いといえるのです。

あなたの生活習慣がガンを育てている

私たちの免疫力が落ちると、体内はガンが育ちやすい環境になっていきます。免疫力が落ちる最大の原因は、ストレスと生活習慣。つまり、ストレスを減らし、生活習慣を見直して、いかに免疫力を高めていくかが、ガンを抑制する大きなポイントとなります。

日本人の2人に1人が生涯でガンになる

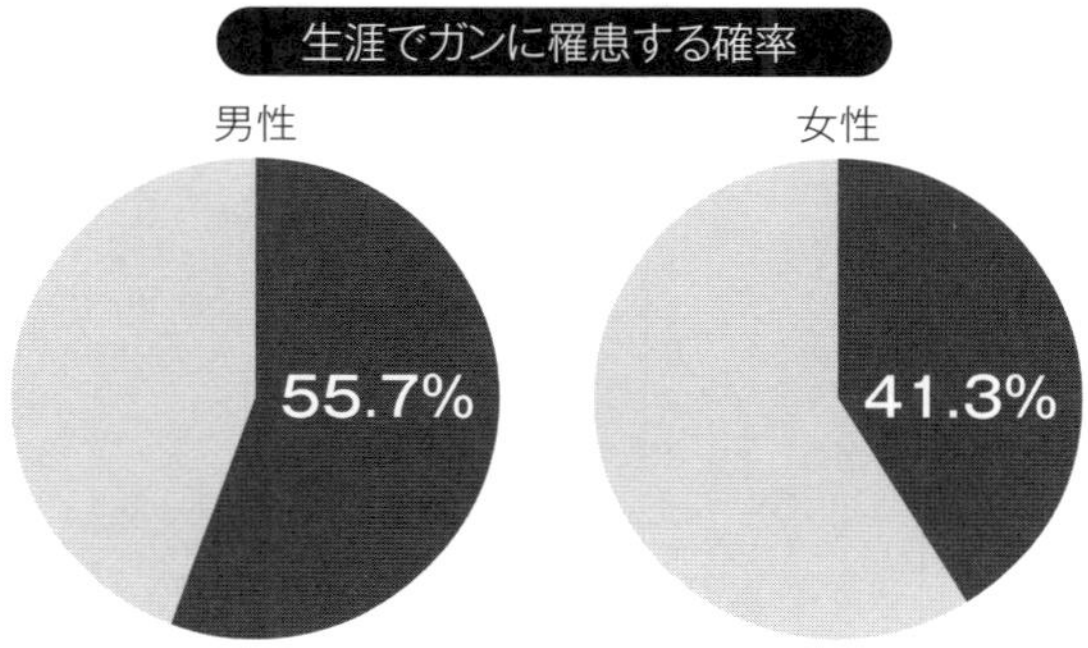

国立がん研究センター がん対策情報センターによる推計値（2007年）

夫婦のうちどちらか１人はガンにかかる時代

いまや日本人の２人に１人はガンにかかるといわれているほど、ガンは身近な病気に。その要因として、食生活の乱れやストレス過多など、生活習慣の変化があげられる。

ある学説では、**「人間の体内では1日5000個のガン細胞が生まれている」**といわれています。ガンに罹患していない人たちの場合は、体内の免疫がガン細胞の増殖を抑えているため、病気としては現れていないということになります。

ところが免疫力が落ちてしまうと、ガン細胞の増殖を抑えることができず、ガンという病気として現れてしまうのです。

日本人がガンになる確率は2人に1人といわれていますが、2人に1人は免疫に異常をきたしているという言い方をすることもできます。1970年代からコンビニエンスストアやファストフードが日本国内で本格的に増え始め、それに比例するように花粉症、潰瘍性大腸炎、クローン病などが増えはじめました。これらは免疫過剰による疾患ですが、ガンは免疫不全による疾患で、同じ免疫異常でも全く正反対の免疫異常だといえます。

さまざまな生活習慣から、こうした疾患になるといわれていますが、中でも食生活はとくに大きく影響しているといえるでしょう。コンビニエンスストアやファストフード店で手軽に食べられるものには、添加物や防腐剤などがたくさん入っていることもあるので、摂り過ぎないよう注意が必要です。しかし、これらを私たちの生活の中から完全に除去することは、不可能に近いといえるでしょう。では、どうしたらいいのでしょうか。

まずは自分の免疫力を高めることが大切になってきます。私たちの体内では、1日5000個のガン細胞が発生しているといわれています。免疫力が高い状態であれば、ガン細胞が増殖するのを抑えてくれるので、ガンにはならずにすむのです。

もし、ステージ4のガン患者であっても、免疫治療を取り入れて、自身の自己治癒力を高めていけば、1年、3年、5年と寿命を延ばしていくことができます。私たちの病院には、実際にそのような患者さんたちがたくさんいらっしゃいます。ガンの治療においては免疫力を高めることがそれだけ大事であるということを、みなさんが証明してくださっていると感じています。

ステージ1のガンは95%治る！

まだ初期のガンであっても、どの臓器に増殖したガンかによって、治癒の確率は変わってきます。たとえば、胃ガン、大腸ガン、卵巣ガン、乳ガン、甲状腺ガン、前立腺ガンなどの場合は、95%は治るといえます。

ただ、すい臓ガン、胆管ガンになると、早期の場合でも亡くなる方が多く、生存率は40%程度になってしまいます。これらのガンは見つけにくいので、治るはずの初期段階では発見されず、見つかったときにはすでにかなり進行していることが多いからです。

また、通常ですと手術で少し取り残したガン細胞があったとしても、あとから免疫細胞がそのガン細胞を見つけて殺してくれるのですが、すい臓のガン細胞は免疫細胞に見つかりにくい姿となり、免疫の警備からうまく逃れ、またすぐ増殖してしまうケースが多々あります。したがって予後も注意が必要とされています。

進行ガン・再発ガンはガン自体が治りにくい環境をつくっている

ガンの治療には免疫が大きく関わってきます。免疫の主役は「CD8キラーT細胞」といわれており、これはガン細胞だけを認識して、ガン細胞だけを殺します。このCD8キラーT細胞を誘導するには、最近医学界で提唱されるようになった「ガン免疫サイクル」という考えが重要になります。

抗ガン剤や放射線などでガン細胞がまず破壊されて（①ガン細胞の破壊）、これが樹状細胞（抗原提示細胞。ガンであるという目印をリンパ球に教える細胞）に取りこまれて（②樹状細胞によるガン抗原〈目印〉の提示）、ガンの目印をリンパ球に教えることで、ガン細胞を認識するCD8キラーT細胞が誕生します（③樹状細胞によるT細胞の教育）。

これが血液中を遊走していき（④遊走）、ガン細胞に到達して（⑤がん組織への浸潤）、CD8キラーT細胞はガン細胞だけを認識して（⑥認識）、これを破壊します（⑦攻撃）。

こうした7つのパートがすべてうまく働いたときにはじめて、免疫の主役であるCD8キラーT細胞が誕生し、ガン細胞が殺されるのです。

ところが進行ガン・再発ガンはこの、「ガン免疫サイクル」を働かせないようにしてしまうのです。その最たるものが、ガン免疫サイクルの⑦の段階で働く、「ＰＤ-１」という物質です。２０１８年、京都大学名誉教授である本庶佑先生が、このＰＤ-１の発見でノーベル賞を受賞されたので、ご存じの方は多いかもしれません。

ＰＤ-１がガン患者のＣＤ８キラーＴ細胞上に現れ、ガン細胞上の「ＰＤＬ-１」と結合すると、ＣＤ８キラーＴ細胞はガン細胞を破壊できなくなります。いわゆる「免疫の抑制」が起こるのです。このＰＤ-１とＰＤＬ-１の結合を断ち切るのが「オプジーボ」という薬になります。オプジーボがＰＤ-１とＰＤＬ-１の結合を切断すると、ＣＤ８キラーＴ細胞は抑制が解けて、再びガン細胞を破壊できるようになります。

また、ガン細胞は「サイトカイン」という名のいろいろな分泌物を出して、前述の「ガン免疫サイクル」が働きにくい環境に変えてしまいます。免疫が働きにくく、ガン細胞の増殖に好都合な環境をガン細胞自身がつくっていくというのが、進行ガンや再発ガンの特徴です。これらのガンが治りづらい最大の原因はここにあります。

「ガン細胞が目くらましを食らわせる」というのは、医者の間でもよくいわれることです。ステージ１のガンの場合、免疫細胞はガン細胞を見つけたらすぐに破壊することができます。ところが進行ガンや再発ガンになると、**ガン免疫サイクルを作動しにくくするのと同**

時に、ガン細胞自身が免疫細胞に見つかりづらくなるよう、それまで出していた目印を出さないようになるのです。自分がガンであるということを見せないようにして、免疫の監視からうまく隠れるということをするわけです。

ある意味、ガン細胞は非常に賢いといえるでしょう。自分が生き延びるために、七変化するからです。抗ガン剤にも耐性ができてくるので、だんだんと効かなくなってしまいます。このように、ガン細胞は自らを進化させているのです。そのため、一度ガンになった人は、医師から「再発には気をつけるように」と言われているはずです。

免疫システムが正常に機能していれば再発はないのですが、再発してしまった場合は残念ながら免疫システムがうまく機能しなくなっている証拠ともいえるわけです。そのくらい免疫力を高めておくというのは大切なことといえます。

食事療法は有効だが、食事だけではガンは治らない

大量の野菜を摂る「ゲルソン療法」や食品の成分を抽出したサプリメントなど、ガンによいといわれる食事療法や食材、サプリメントには、いろいろなものがあります。ただ、

こうした食事療法や食材、サプリメントだけでガンを治すというのは非常に難しいと言わざるを得ません。免疫の観点からいうと、私たちが活用している免疫療法の効果を100とした場合、食事療法やサプリメントで誘導される免疫というのは1くらいの効果しか得られないからです。もちろん、悪いものではないのですが、免疫の力としては1となると、残念ながら**ガン細胞を殺してしまうには不十分と言わざるを得ません。**それだけでガンの進行を抑えることは難しいでしょう。

まれに食事療法が劇的に効く人もいますが、万人に同じ効果を与えるかというと、そうではありません。食事だけでガンを治そうというのは、非常に危険な考え方といえます。食事療法で治るというのは、ごくまれな例なのです。

やみくもに「免疫に効く」という言葉を鵜呑みにせず、それが実際の治療法として、どれだけの力を持っているかということも、きちんと知っておく必要があります。このことも、ぜひ念頭に置いておいてほしいのです。

ただ、ガン治療の補助として、そうした食事療法やサプリメントを取り入れるということは、歓迎すべきことだと思います。治療と補助というように、それぞれの治癒の力を見極めながら、バランスよく取り入れていただけたらと思っています。

第2章

患者さんは治療法を選べない

ガンの3大治療法とは？

一般的にガンの主な治療法としては、外科治療（手術）、薬物療法（抗ガン剤）、放射線治療の3つが知られています。これらは「標準治療」とされており、保険適用で受けられる治療となっています。

基本的に標準治療では、ステージ1～3の場合は、通常まずガン細胞が増殖した臓器を手術で取り除きます。このとき、完全にガンを取りきることができれば、治癒切除となりますが、ガンが残ってしまう場合もあります。こうしたケースは非治癒切除といい、なかなか治らないケースが多いのです。

その後、抗ガン剤治療や放射線治療に移るのですが、こういった標準治療では、進行ガン（非治癒切除や術後再発の進行ガン）の場合、抗ガン剤や放射線治療を使用しても、完全にガン細胞をゼロにすることは、なかなかできません。ガン細胞を完全にゼロにするためには免疫がガン監視機構となり、目に見えない残ったガン細胞が再び増殖するのを防ぐことが、根治には必要になってくるからです。

ところが、標準治療の抗ガン剤や放射線治療は、逆にこの免疫力までも潰してしまうために根治が難しくなります。とくに抗ガン剤の標準量は、体重や体表面積で算出した、ガン細胞を最大限に殺傷できる量として設定されているのです。それによって免疫がどれだけダメージを受けるかについては、微塵も考慮されていません。従って、ガン細胞と同時に免疫細胞も一緒に殺されてしまうのです。

本来、自己治癒力として期待されている免疫機能が低下してしまうのですから、ガン細胞の増殖を食い止めるのはより難しくなってしまいます。

放射線治療の場合は、患部に向けてさまざまな角度から放射線を当てます。最近ではガンの部位だけに放射線をかけられるように技術が進化していますが、やはり放射線が当たると患部は火傷と同じような状態になります。そのくらいの破壊力を持つ治療法なので、放射線治療を行うと、やはり体内の免疫は低下してしまうのです。

ガンを治療するには、免疫細胞がガン細胞を確実に攻撃するための「ガン免疫サイクル」をうまく作動させなくてはいけません。そのために、まずは抗ガン剤などによって、ガン細胞が破壊されるというステップが必要となります。これが免疫サイクルを回すためのスタートの号令となります。

ですから、最初はガン細胞を破壊する抗ガン剤や放射線治療が必要なのですが、免疫が使いものにならなくなるくらいの大量破壊は必要ないのです。最近、「免疫を誘導するのには"immunogenic cell death"が必要」と言われています。この意味は、**「免疫を活性化するのに必要十分量のガン細胞の破壊量が重要で、大量のガン細胞破壊は必要ない」**ということです。それと同時に、免疫力を高めていく治療が必要不可欠であることもお伝えしたいと思っています。腫瘍免疫の専門医として30年以上の経験から「ガン治療に免疫が必要不可欠である」と断言できます。

また、2018年に本庶佑先生がガン免疫治療薬「オプジーボ」に関する研究でノーベル医学生理学賞を受賞されました。これは**「免疫こそがガン細胞を根絶することができる」**という世界に向けての宣言だったといえるでしょう。これが契機となり、少しずつガン治療における免疫の重要性が広く知られるようになってきたことは、大変喜ばしいことだと思っています。

「標準治療」とは、何が「標準」なのか？

標準治療というのは、保険適用で受けられる治療方法であり、その中には手術、抗ガン剤、放射線治療が含まれます。

ただ、標準治療における効果の判定基準は、「いかにガン細胞を多く殺せるか」であり、ここには、その後の患者の免疫力、それと深い関連のある生存率については考慮されていません。そうした判定基準で決められた抗ガン剤の量なので、当然のことながら免疫も破壊されてしまい、逆に長生きできなくなるのです。

ガン細胞を殺し、免疫は保つというバランスの量であるならよいのですが、ガン細胞を最大限に殺せる量で、しかも、人間が耐えられる最大限の量ということで決められているので、この治療を受けると免疫システムは破壊されてしまいます。そうなると、ガン細胞を逆に殺すことができなくなってしまうのです。

標準治療における最大のデメリットは、この部分にあるといえるでしょう。標準治療は過去10年間で、手術を含めた早期ガンの治療では「5年生存率」は明らかに改善されています。ところが、進行ガン（非治癒切除や術後再発の進行ガン）ではほとんど改善できていないのが事実です。現在の標準治療だけでは、進行ガン治療に関しては限界があるのではないかと感じています。

ほとんどの病院ではガン治療というと、自動的に標準治療に進むようになっています。そうなると、ガンについて知識のない患者さんの場合は、病院で勧められるがままに、標準治療を選択するしかなくなってしまうのです。しかし最近は、本庶先生がノーベル賞を受賞されたこともあり、免疫治療の一つであるオプジーボを、「使えますか？」と質問される患者さんも増えてきました。

やはり、ガンの宣告というのは非常にショッキングな出来事ですから、そこから自分で治療法を調べようというよりも、どうしても目の前の先生にすがりたくなるという心情になってしまうと思うのです。

しかし、そのまま標準治療だけを受け続けていると、いつか免疫が働かなくなって、その結果抗ガン剤も効かなくなり、最終的に担当医師より「もう治療方法がありません」「緩和ケアに移りませんか」と宣告されて、まだ治療を続けたくても行き場がなくなってしまう方々が非常に多くいらっしゃいます。

うちの病院にはそうした患者さんがたくさんが訪れています。そうした方々に免疫を高める治療をしていくことで、ステージ4の患者さんで標準治療が効かなくなった方であっても、予後が非常に悪いすい臓ガンの方であっても、1年、3年、5年と寿命を延ばしています。

病院では、標準治療ではなく「免疫を重視した治療」という考え方に基づいてガン治療に携わっています。基本的にはハイパーサーミア（温熱療法）、低用量抗ガン剤（抗がん剤も低用量で使用すると、逆に免疫を賦活することが数多くの論文で発表されています）、オプジーボ（ガン免疫治療で使う薬剤）、そして近年は水素ガスを取り入れることで、なんと9割以上が回復に向けた反応を現しています。

これがどんなにすごい数字であるか、医師はもちろん、ガン治療についていろいろと調べられた方なら、おわかりかと思います。

なぜ、「標準治療」で末期ガンは治らないのか？

2018年に本庶佑先生がノーベル賞を受賞されました。これはこれまでのガン治療に、大きな一石を投じる出来事だったと思っています。なぜなら、「オプジーボで免疫抑制を解除すれば、末期ガンも治る」ということを宣言したのと、同様のことだったからです。免疫がきちんと誘導されれば、末期ガンでも消えてしまうのです。

しかしながら、多くの病院で行われているガンの3大治療は、ガン細胞も殺しますが、この免疫をも破壊してしまう治療法であり、免疫を考えた治療はほとんど行われていません。免疫をまったく考慮しない標準治療では、末期ガンを治すことができないのです。

最近はガン治療を行っている病院でも、オプジーボが使用されるようになりましたが、彼らはオプジーボを抗ガン剤の一種と考えているようです。もともと、抗ガン剤しか使用していなかったガン治療専門医には、免疫的な考えがないドクターが多いようです。

そのため、免疫治療の最たるものであるオプジーボも、抗ガン剤という範疇でしか捉えられないのです。やはり、ガン治療には免疫専門医があたるべきだと考えています。ガンそのものが免疫異常の病気と考えられるからです。

まだまだ増え続ける、ガン難民60万人

大病院や大学病院などの公的な病院は、国のガイドラインに沿った治療しかできない状況にあります。大きな病院というのは、ある種のヒエラルキーが存在している世界ですから、さまざまな力が働き、標準治療以外の治療方法を取り入れるというのは、なかなか難しいのです。

私がまだ標準治療と認められていないいろいろな治療を取り入れて、免疫を中心としたガン治療を行えているのは、私自身が院長という立場にあるからということもあります。

ただ、経営的な面からみると、ガイドラインに沿った標準治療だけを行っていれば、一定

の報酬を受けることができるのです。経営者として病院の運営を安定させたいなら、やはり標準治療をしていたほうが安全という考え方もあるわけです。

さらに、標準治療を行う病院で自由診療を行うことには困難が伴います。保険診療と自由診療を同時に行うことを混合診療といいますが、混合診療は法律で禁止されているからです。同じ日に、しかも同じ医療施設で保険診療と自由診療をした場合、保険が適用されなくなり、保険診療で支払ったすべてが実費となってしまうので、患者さんの経済的負担は非常に大きくなってしまいます。したがって、ガン治療の選択肢がどうしても狭まってしまうのです。

こうした理由で、ガン治療に対して、さまざまな治療方法があったとしても、多くの医師はガイドラインに載っている保険適用の標準治療しか勧めません。しかし、ガイドラインに沿った抗ガン剤では、ガン細胞を殺すと同時に免疫も破壊してしまいますから、次第に効かなくなっていくのです。

そうなると、「もう治療方法がありません」「緩和ケアに移りませんか？」などと医師に言われて、自ら自分のガンの治療法を求めてさまよう、いわゆる「ガン難民」になるしかなくなるのです。現在、「ガン難民」といわれる人たちが、日本には60万人以上いるといわれています。

基本的に、大きな病院の医師たちは、標準治療以外にガンの治療法があることを患者にはエビデンスがないという理由で教えようとしません。患者から聞いたとしても「ああ、それは効かないよ」と切り捨ててしまうケースもあるようです。患者は、自分の命を長らえるための方法を、自力で探すしか手立てがありません。今の時代はインターネットなどを通じて、口コミやガン患者のコミュニティなどを閲覧して、自分に合った治療法を探していく方々が多いようです。

これら「ガン難民」の方々を私たちの病院では受け入れているので、どこにも行き先がなくなった患者さんたちの避難所のようになっています。九州各県をはじめ、大阪、名古屋、東京ほか、各地から患者さんたちが訪れているのです。水素ガスをはじめとするさまざまな免疫治療を併用し、一度は医者に見放されたガン患者の人たちが、続々と回復しているのです。それが私たちの誇りであり、医師としての喜びとなっています。

ガン難民から脱出する治療法があった

とくに末期ガンの方の場合、免疫を活性化することが最重要であり、治療法は1つだけではなく、さまざまなものがあると知っておくことが大切になります。ガンを退治するために必要な「ガン免疫サイクル」の7つのステップのどのステップが障害されても、免疫の主役であるキラーT細胞が誘導されなくなります。従って、免疫が誘導されない原因は1つだけではありません。そのため、私たち独自の免疫パラメーターを使用してどの段階で免疫が働かなくなっているかを突き止めます。そして、それに合わせていくつかの治療を組み合わせて、免疫力を上げていくにはどの方法がよいかを探っています。

また、免疫力を高めるということは、ガンの治療だけでなく、身体の不調全般に関わります。日頃から免疫力を高めていれば、ガンからの回復やガンが治った後の健康維持はもちろん、ガンにならないための身体づくりにも必ず役立ちます。

現在、ガンの治療に用いている免疫療法の一つが、ハイパーサーミア（温熱療法）です。これは8MHzの高周波を身体に当てることにより、患部の中心部の温度は42度以上になります。そうするとガン細胞だけが特異的に死ぬのです。なお、患部周辺は約40度になるのですが、この温度では免疫が一番活性化されます。

特に、「ガン免疫サイクル」のステップ2と3での樹状細胞を活性化します。また、免疫細胞は血流にのって全身に運ばれていくので、温度が上がることでガン細胞への血流がよくなり、「ガン免疫サイクル」のステップ4と5が改善して、ガン細胞に到達する免疫細胞が増加します。なお、こちらは保険適用内です。

もう一つは、低用量の抗ガン剤です。これは標準量の1／4〜1／3の量になります。標準量では免疫までも殺してしまいますが、低用量で使うと、逆に免疫が活性化されるのです。実はこのことについての論文は昔からたくさん出ています。低用量抗ガン剤で免疫が活性化されるといわれているものには、パクリタキセル、ゲムシタビン、シスプラチンなどの種類があり、こちらも保険適用となります。

また、オプジーボは基本的に使用します。これは免疫チェックポイント阻害薬で、ニボルマブともいわれています。キラーT細胞が活性化されてガン細胞に向かって攻撃すると、ガン細胞はPDL-1という物質を出して、キラーT細胞からの攻撃を防ごうとしてきますので、これを防ぐためにはやはりオプジーボが必要になります。肺ガン、胃ガン、頭頸部ガン、腎ガン、悪性リンパ腫、悪性黒色腫（メラノーマ）などの場合は保険適用ですが、それ以外の場合は自由診療となります。

そして、私の病院でこれらの治療の効果を高めているのが、水素ガスです。詳細は後述しますが、**水素ガスはキラーT細胞を元気にしてオプジーボの効果を増強する**ことを我々は明らかにしました。こちらは保険適用外となりますが、その効果の高さから、多くの患者さんに取り入れている治療法の一つです。

ガンの治療法というのは、抗ガン剤と放射線治療だけではありません。さまざまなものがあります。治療法をすべて把握したうえで、患者さんの状態や経済状況なども考慮し、「あなたにはこの治療法がいいと思いますよ」と、その人に合った最適な治療を提示していくことが、私たち医者の使命ではないかと思っています。

第3章

免疫力が下がると抗ガン剤も放射線治療も効かない

なぜ、今までの治療法は効かないのか？

これまでのガン治療のスタンダードとされている「標準治療」。この治療に含まれる外科手術、抗ガン剤、放射線治療はすべて、各学会が定めたガイドラインに沿って行われます。早期のガンの場合、このガイドラインは効果を発揮します。早期ガンであれば、これらの治療によって治る人がとても多いのです。

ただ、進行ガンになると、標準治療の性質上、「長く生きる」という意味においては、効く人と効かない人が出てきます。とくに末期のガン患者にとっては、標準治療はその性質上長く生きるために適したものとはいえません。

なぜかというと、標準治療で行う手術、抗ガン剤、放射線治療は、これまで述べたとおり、ガンを小さくするのと同時に、免疫システムにも大きなダメージを与えてしまうからです。免疫が働かなくなると、ガン細胞を攻撃するT細胞の機能が低下するため、体内にガン細胞が残っていても、それを認識することも、攻撃することもできなくなってしまいます。つまり、ガンが野放しで増え続けられる環境になってしまうということです。

一時的にガンが小さくなった、もしくは消えたとしても、ミクロの世界ではガン細胞がたくさん生き残っています。また、私たちの体内では毎日約5000個ものガン細胞が生まれているといわれています。健康なときは免疫システムが正常に働いているため、体内で生まれるガン細胞を撃退することができます。けれども、免疫システムが働いてくれなければ、ガンは広がっていくばかりです。

本来、免疫は身体の中の異物を認識し、それを攻撃して排除することで、体内を健康な状態に保ってくれています。標準治療でこの免疫システムが壊されてしまうと、免疫細胞はガンを攻撃して破壊できなくなってしまうのです。

その結果、ガンは次第に大きくなっていき、また抗ガン剤や放射線治療を行うことになります。それにより、一時的にはガンは小さくなるでしょう。しかし、同時に免疫システムは、前回よりもひどく破壊されてしまいます。その結果、またガン細胞が増殖して、再発ということになります。

これを1、2回繰り返すうちに、抗ガン剤や放射線治療はもう効かなくなり、ガンの増殖を止めることができなくなってしまうのです。なお、最近では抗ガン剤の耐性にも免疫抑制分子が関わっているという報告がなされており、抗ガン剤が効かなくなることにも、免疫が大きく関わっていることがわかってきています。

そうなると、医者から「もう、できることはありません」「緩和ケアを考えてみませんか」

という言葉をかけられる方がほとんどでしょう。「まだ生きていたい！」と切望しながらも、医者から見放されてしまい、どこにも行く当てがない約60万人の人たちが、今現在も、ガン難民となって路頭に迷われているのです。

東大病院で行われた中日新聞のアンケートでは、「どのような死を迎えたいですか？」という質問に、患者の95％は「やるだけの治療はしたと思えること」と答えているのですが、医師は51％しかそう考えていませんでした。この患者と医師の意識の違いが「ガン難民」を生み出しているのかもしれません。

もちろん、標準治療で治る方もいらっしゃいます。初期ガンの場合は、治療の成功率も高くなっています。ただ、末期ガンの場合は、この治療で治る方は、ほとんどいないというのが現状です。標準治療は「ガンを殺す」ことだけに焦点を当てた治療で、「寿命を延ばす」という観点は二の次になっているからです。

そもそも、ガン治療に「効果がある」といわれる基準は、どういうものかご存じですか？標準治療の場合、その効果判定基準は、4週間ガンが小さくなっていれば「効いた」ということになります。4週間だけ腫瘍が小さくなれば、その後に大きくなったとしても「この治療は効いた」とされてしまうのです。そういう基準で定められた治療が、標準治療としてまかり通っているわけです。

そのガイドラインは、「これらの治療方法で治しなさい」という指示しか出していません。手術、抗ガン剤、放射線治療とそれぞれにガイドラインがあり、そこで指示されていることしか、行わないことになっています。言い方を変えれば「これらの治療をガイドライン通りに行って効かなければ、もう方法はありません」といっているのと、同じことだといえるでしょう。

抗ガン剤で一時的に小さくなったとしても、免疫が落ちた身体では腫瘍の再増殖を抑えることができず、また大きくなってしまいます。ガンを小さくした状態を維持するには、ガン細胞が再増殖しないように監視する免疫機能が働いてくれなくてはなりません。そのためにも、ガンを攻撃するT細胞を活性化し、身体の免疫力自体を高めていかないといけないのです。

進行ガン（切除不能ガンや再発ガン）は抗ガン剤で治療しても、ガンが小さくなる人はよくて約30％、それも1、2回目までです。ガイドライン上はサード・ライン、フォースラインといって、3回目、4回目の治療法が出ていますが、そこまでくると、我々医師の感覚としては「ほぼ効かない」ことはわかっています。

3回目、4回目で抗ガン剤が効くと、それは奇跡に近い出来事になります。回数を重ねた場合、それほど抗ガン剤は効かないとされているのです。

しかし、ほかに治療法の選択肢を持たない標準治療医師たちは、3回目、4回目の抗ガン剤が効かないとわかっていても、その治療をだらだらと続けることになります、いや、続けざるを得ないのです。なぜなら、彼らはほかの治療の選択肢を持ち合わせていないからです。すでに回復が奇跡的であるレベルだと思われているにもかかわらず、3回目、4回目の抗ガン剤治療を行っても効かないときにはじめて、「もう治療法はありません」ということが許されるのです。

抗ガン剤の量についても「最大限使える量は体重/体表面積あたり○mgまで」とガイドラインで投与量も決めてありますから、それを鵜呑みにして、なんの疑問も持たずに患者に投与している医師も数多くいます。標準治療で定められている抗ガン剤量を最大限に投与すれば、ガンが小さくなる場合もあります。ただし、免疫システムも同時に破壊しているため、ガン細胞が増えるのを抑制する力も一気に低下してしまいます。

現段階では、患者の免疫システムをケアすることが大事だという意識を持っている医師は少ないのです。ガン細胞を破壊することばかりに注力し、免疫力がどうなるのかをまったく考慮せず、現在のガイドラインの指示にだけ従っている医師のほうが、まだまだ多いといえるでしょう。

けれど、そうした医師の中にも「抗ガン剤が効くのは一時的なもの。抗ガン剤では治らないし、長生きはできないだろう」と、薄々気づいている医師はいると思います。周囲の環境やしがらみなどで、思い切って治療方針を変えることができないという医師たちも多いかもしれません。

それでもやはり、私はこう思うのです。**「この先はただ黙って死ぬのを待つだけなのですか!?」という患者さんたちの悲痛な叫びを、私たち医者はしっかりと受け止めて、最後までその方の命を延ばすための治療を行っていくべきではないか、と。**

免疫が重要なことをガン治療の専門家も知らない

ガン治療を成功させるには、その患者の免疫システムを正常に機能させていくことが必要不可欠なのですが、医師の中には「免疫」と聞いた途端に「ああ、効かないよ」という人もいるという話を聞いたことがあります。こうした状況は残念ではありますが、医学部で免疫に関する授業を受けていない人も多いので、仕方がない部分もあると思っています。

1990年代からガン抗原（ガンに存在する特有のタンパク質などのこと）という認識が広がりはじめ、免疫という分野は今現在も発展している途中にあります。ですから、それ以前に医学部の教育を受けてきた人たちは、医者になってからも自ら学び続けていなければ、こういうことすら知らないわけです。

免疫がガン治療に大きく関わっているというオプジーボ的な考え方が出てきたのも、2000年以降です。オプジーボというのは免疫チェックポイント阻害剤のこと。簡単にいってしまうと、ガン細胞を攻撃できないよう、免疫のT細胞にかかっていたブレーキを外し、再びガン細胞を攻撃できるようにしてくれるという働きをします。

京都大学の名誉教授・本庶佑先生が、2018年にオプジーボの研究でノーベル賞を受賞されたので、今の医学部では、こうしたことを授業で取り上げているかもしれません。ただ、ガン治療において免疫がどのように関与するかということまでは、講義されていないのではないでしょうか。

こうした背景も相まって、現在でもガンの治療というと、外科手術、抗ガン剤、放射線治療を行う「標準治療」を、スタンダードなものとしてとらえる医師が多いのだと思います。医師がそうなのですから、患者さんたちはよけいにガン治療というと、これだけしか方法がないと思ってしまうでしょう。

ガン細胞を殺すのと同時に、免疫システムにダメージを与えてしまう標準治療では、一度はガンが小さくなっても、再発するケースが少なくありません。ステージ4のガン患者の場合、標準治療だけでは90％が亡くなっているといわれています。

けれども、ガンの治療方法は標準治療だけではありません。現在は、ほかにもさまざまな治療方法があります。中でも有効なものは、患者の免疫力を高めながらガンを退治していく「免疫療法」なのではないかと考え、日々、治療と研究を行っています。患者さんの容体に合わせて、さまざまにある治療方法の中からもっとも適したものを選んで提案していく。そうしたことも、これからのガン治療には必要なことなのではないかと考えています。

「ガン免疫サイクル」がうまく働いている人は、ガンにならない

ガンの免疫治療において知っておきたい仕組みがあります。それがこれまで述べてきた「ガン免疫サイクル」です。ステージ4であっても多くの方の中からガンが消えていく、もしくは小さくなったまま悪さをしない状態になっているという症例を、腫瘍免疫の専門医として、これまで少なからず見てきました。こうしたことが可能になるのは、その人の

中で「ガン免疫サイクル」がうまく働いているからだといえます。

人間の身体の中では1日に5000個のガン細胞が生まれているといわれていますが、ガンになっていない方の場合は、この「ガン免疫サイクル」が正常に機能しているために、ガン細胞から身体が守られているということになるのです。ガンが小さくなっている、もしくは消えたという患者さんの場合も、このサイクルが正常に働いていることになります。「ガン免疫サイクル」は、左記の①~⑦の段階を踏んで機能しています。このうちのどの段階で障害が起こっても、免疫サイクルは働かなくなってしまいます。そうなると、ガン細胞がどんどん増殖してしまうため、ガンが発症したり、再発したりということになります。そのため、ステージ4のガン患者の方々が治療していく際には、まずはこの免疫サイクルを整えて、免疫力を高めることが必要不可欠なのです。

免疫サイクルの流れ

①抗ガン剤や放射線治療でガン細胞が破壊される。

②免疫細胞の一つである樹状細胞が①で破壊されたガン細胞を取りこみ、「これがガンだよ！」とその目印をT細胞に提示する。

③ガンにしか発現していない目印を見つけられるように、樹状細胞がT細胞を教育して

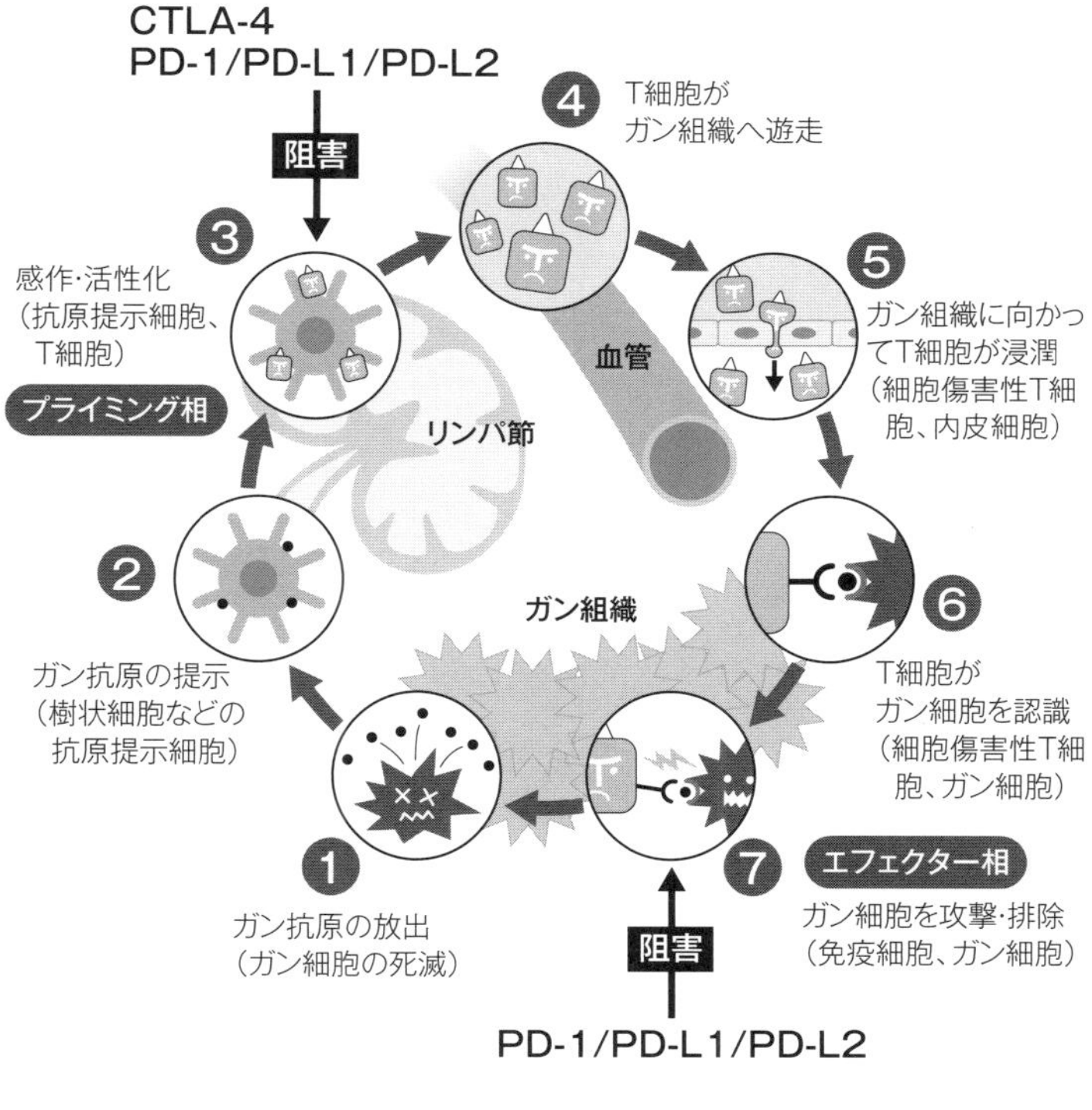

プライミング相：抗原提示細胞がガン抗原をT細胞に提示する段階（起動相）
エフェクター相：ガン抗原を認識したT細胞が活性化して免疫反応を起こす段階（効果相）

活性化する。
④活性化したT細胞は、血管内を流れながらガン組織を探してパトロールする。
⑤T細胞がガン組織に浸潤する。
⑥ガン組織であることをT細胞が認識する。
⑦T細胞がガン細胞を攻撃する。

何よりも免疫力で「がんばれる身体」にすることが大事

私が診ている患者さんは、9割がステージ4の方々です。標準治療で「もう抗ガン剤が効かなくなってしまった」という人たちに、各種の免疫治療を組み合わせ、その人に最適な治療を行うことで、「余命3カ月です」と言われた患者さんたちの寿命を、1年、2年と延ばしてきました。

ガンを治療するには免疫を高めることが絶対に必要である。このことに確信を持っていましたが、これまでは「免疫が大事」といわれていても、その人が今、どのくらいの免疫力を持っていて、免疫治療をすることで実際にどのくらい免疫力が上がったのかを測定する方法がありませんでした。

そのため、エビデンス（科学的根拠）を構築することが難しかったのです。医師の中に、「免疫は効かない」と思っている人が多いのは、こうしたことも関係があるといえるでしょう。

しかし現在、私たちの病院では、静脈からの採血によって免疫力の高さを測定するシステムが出来上がっています（測定は、ＳＲＬという日本でも有数の検査会社に依頼しています）。そのシステムを用いて、患者の免疫の状態を測定し、そのデータから患者それぞれの免疫状態を判定し、その患者に最適な治療法を選択しています。

この測定システムからデータを見てみると、面白いことに気づきました。もともとの免疫力が高い人と低い人の割合というのは、それぞれ50％ずつにわかれるということです。こうした割合から、全体の約半数はもともと免疫力が低く、ガンになりやすい体質であるといえるのではないかと考えています。日本人の2人に1人は生涯でガンになるというデータが厚生労働省から出ていますが、これはその数値とも一致しています。

現在はガンになってから、こうした検査をすることがほとんどですが、その手前でこのような検査を受けると、ガンを予防できる可能性も広がるのではないかと考えています。

第4章

末期ガン患者が「水素ガス」で治った

なぜ水素ガスが免疫力をアップするのか

ガン治療における水素ガスの効果には、主に次の2つがあげられます。

1 **4つの活性酸素の中でも悪玉活性酸素だけを除去する作用**
2 **ミトコンドリアを活性化する作用**

まずは水素ガスが悪玉活性酸素を除去し、免疫機能を高めるということについてご説明したいと思います。

私たちは呼吸することで体内に酸素を取り入れていますが、人体が酸素を利用するときに、副産物として発生するのが活性酸素です。

活性酸素には、スーパーオキシドアニオンラジカル（スーパーオキシド）、過酸化水素、一重項酸素、ヒドロキシラジカルと4種類あります。さらにこれらは、免疫を活性させて人体によい影響を与える「善玉活性酸素」、人体に悪い影響を与えて免疫を低下させる「悪玉活性酸素」にわかれます。

1 善玉活性酸素……スーパーオキシドアニオンラジカル（スーパーオキシド）、過酸化水素、一重項酸素
2 悪玉活性酸素……ヒドロキシラジカル

活性酸素の中でも人体に悪影響を及ぼすのは、悪玉活性酸素であるヒドロキシラジカルです。たとえば、皮膚にシミやくすみが現れたり、体力が低下したりという老化現象は、悪玉活性酸素が身体を酸化させていくことから生じます。このほか、ガンや糖尿病、肺炎、心筋梗塞、アルツハイマー型認知症など、あらゆる病気の原因とされています。

ヒドロキシラジカルの主な作用機序（人体に影響を及ぼす仕組み）は、血管障害とDNA障害になります。とくに悪玉活性酸素は、ミトコンドリアのDNAにダメージを与え、私たちが生きるために必要なエネルギーを生み出してくれる、ミトコンドリアの機能を阻害します。そして、全身の細胞の機能低下を引き起こし、とくに免疫細胞に重大な障害を与えます。

こうした背景がある中、水素ガスはこの悪玉活性酸素だけを除去し、ほかの善玉活性酸素には影響しないという働きを持っています。そのため、免疫を向上する作用において、非常に大きな影響力を持っているといえるのです。

活性酸素の中でも、悪玉活性酸素の働きだけを抑えるというのが、水素ガスの大きな特徴で、非常に重要な点です。どういうことかというと、栄養補助食品の中には、抗酸化サプリメントというものがあります。身体の酸化を抑える、つまり悪玉活性酸素の働きを抑えるのなら、ガン患者はこうしたサプリメントを飲めばよいのではないかと思う方が多いでしょう。

ところが最近の研究では、抗酸化サプリメントは老化関連疾患を予防せず、むしろ死亡率を高め、また、ビタミンEのサプリメント（サプリメント界のスーパースターともいわれます）は、偽薬（効果のないもの）より死亡率を4％高めることがわかりました。βカロテンのサプリは死亡率を7％高め、そのうえ肺ガンのリスクも高めたと報告されています。その理由は悪玉だけでなく、善玉の活性酸素の活動までも一緒に抑えてしまっていたからだと推測されています。

その点、水素ガスの場合、善玉活性酸素はそのままに、悪玉活性酸素だけを除去することができるので、免疫治療においても高い効果を発揮することができるのです。これはガンの治療においても、非常に画期的な作用であるといえるでしょう。

そもそも水素ガスとはどういうものなのか

水素の原子番号は1番。学校で習った元素周期表の最初に出てくるので、覚えている方も多いのではないでしょうか。一つの電子と一つの陽子という最小単位の組み合わせで構成されており、宇宙でもっとも軽い元素といわれています。そして宇宙で最初にできた物質でもあります。

宇宙は約150億年前に誕生しました。その30万年後に電子と陽子が集まり、最初の元素である水素が生まれたとされています。そこから次々と融合が進み、炭素、窒素、鉄などが誕生していったのです。そして現在でも、宇宙を構成する元素の90%を水素が占めています。人類の誕生は約30億年前といわれていますから、それよりもかなり前に水素は地球上に存在していたといえます。

水素分子は常温では無味無臭の気体で、非常に軽いために拡散スピードがとても速いことでも知られています。また、水素爆弾という使われ方もあるので、扱いが難しいと感じる方がいらっしゃるかもしれません。それでも実際には、水素の濃度が4%以上にならなければ燃えませんし、水素自体は飛びまわっている分子なので、自然の状態で水素が集まって爆発するということはあり得ないのです。

宇宙にごく当たり前に存在している水素ですが、1766年、イギリス人の化学者であり物理学者であったヘンリー・キャベンディッシュが金属片と強酸を掛け合わせ、人類ではじめて「燃える気体（＝水素）」を取り出すことに成功しました。なお、水素という名前は、1783年にフランスの学者・ラボアジエがつけたといわれています。

国際原子力機関（IAEA）によると、水素は体内において酸素（61％）、炭素（23％）についで3番目（10％）に多い元素となっています。水分として存在するほか、タンパク質や核酸、糖質、脂質などを構成する元素として人体に含まれています。私たちが日々活動するために、水素は欠かせない元素であるといえるでしょう。

人類が地球上に誕生したときから、私たちの身近にある水素。それが人体に対してすばらしい免疫向上作用を持っていることに、今後の大きな可能性を感じています。

ガン治療を成功させるために「免疫抑制」を外す

これまでの免疫治療というと、サルノコシカケや丸山ワクチン、ハスミワクチンなどもありましたが、「効くかもしれないけれど」というレベルにとどまり、その有効性が証明されてきませんでした。また、患者のリンパ球を取って治療に使うという免疫細胞療法も、効果がしっかり実証されるものではありませんでした。こうしたことが積み重なり、標準治療をしている医師たちの間では「免疫は効かないよ」という考え方が定着していってしまったのかもしれません。

しかし、従来の免疫治療法に水素ガスを加えた**「水素ガス免疫療法」**を活用すると、その結果が目に見えて現れることがわかりました。２０１９年3月の時点で、４００以上の症例を取り、エビデンス（科学的根拠）を構築しているところですが、その特徴の一つとして、**水素ガスはミトコンドリアを活性化し、結果的に「免疫抑制」のブレーキを解除する働きがある**ことがわかってきました。

実はこれまで、免疫を活性化すればガンを抑制できるという考えから、とにかく免疫を活性化するということが重要視されてきました。ところが、免疫というのは、活性化するとそれを抑える力が働いてしまうのです。免疫が働かなくなると人体を守れなくなりますが、逆に活性化し過ぎると、今度は自分で自分の身体を攻撃してしまうため、自動的に「免疫抑制」がかかるようになっています。

ただし、ガン治療の場合には、ガン抗原（ガンであるという目印）に対して免疫反応が起こりますが、それと同程度あるいはそれ以上に免疫抑制がかかった状態になっているため、免疫はガン細胞を攻撃できないのです。そのため、免疫機能が十分に働いてガン細胞を攻撃できるよう、この免疫抑制を外してあげなくてはなりません。

そのための薬がオプジーボですが、効果が働く一方で、この薬には間質性肺炎や糖尿病などの副作用が懸念されています。オプジーボで「免疫抑制」を外す場合、細胞レベルでは次のようなことが起きています。

オプジーボで免疫抑制を外す場合

①ガンを攻撃するT細胞が活性化＝免疫力が高まる。

②活性化し過ぎると自分自身の身体まで攻撃してしまう危険があるため、PD-1という免疫反応を抑制する分子をT細胞が出す＝免疫の制御。

③オプジーボがPD-1と結合し、免疫抑制が作用しないようにする＝免疫力が高まる。

＊オプジーボの場合は、T細胞のPD-1と結合して、免疫抑制を外す。水素ガスの場合は、T細胞のミトコンドリアに働きかけて、PD-1を出さないようにさせることで免疫抑制を免れる。

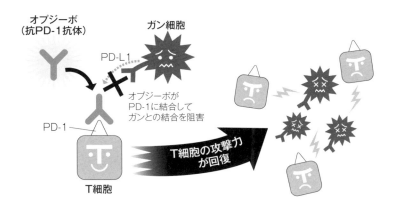

「免疫チェックポイント阻害薬」であるオプジーボの役割
T細胞のPD-1と結びついてガン細胞との結合を阻害し、免疫にかけられていたブレーキを解除。T細胞は妨害されることなく、ガン細胞を攻撃できるようになる。

なお、免疫治療の一環として使用している温熱療法のハイパーサーミアや低用量抗ガン剤にも、免疫抑制を外す力があるといわれています。ただ、オプジーボほどの効力はないかわりに、オプジーボほどの副作用も出ないというレベルのものになります。

その一方で、水素ガスにも「免疫抑制」を外す作用があることがわかってきました。ただ、この場合は、オプジーボのようにT細胞のPD-1と結合することで抑制を外して、免疫機能を活性化させるという仕組みではなく、最初からT細胞のPD-1が出ないようにするという仕組みで、免疫抑制が発動しないようになっています。

水素ガスで免疫抑制を外す場合

①ガン患者の中でもとくに進行ガン患者の場合、キラーT細胞はガン細胞との絶え間ない戦闘の結果、疲弊した状態に陥っている（＝疲弊キラーT細胞）。疲弊キラーT細胞ではミトコンドリアは機能不全に陥っており、その結果、疲弊キラーT細胞はPD-1を出すようになる。

②水素ガスはこの疲弊キラーT細胞のミトコンドリアを再活性化することにより、疲弊キラーT細胞を「活性化キラーT細胞」になるよう甦らせ、ガンを攻撃できるようにする。

ただし、ここで考えなくてはならないのは、PD-1を発現しているキラーT細胞は、少なくとも2種類存在するということです。

一つは、正常なミトコンドリアを持っていて、PD-1を発現しているキラーT細胞。私たちはこれを「サプレッサーキラーT細胞」と呼んでいます。サプレッサーキラーT細胞は、もともとは「活性化キラーT細胞」で、ガン細胞と対峙しては攻撃していましたが、先述したように、生体には免疫がいきすぎないようにコントロールするシステムの一環として、活性化キラーT細胞にPD-1を発現させて、免疫機能を抑制しようとするのです。それが「サプレッサーキラーT細胞」であり、このT細胞のミトコンドリア機能は正常ですから、オプジーボがもっとも効くT細胞であるといえます。

PD-1を発現するもう一つのT細胞は、ガン細胞との長い戦いの中で疲弊してしまった、いわゆる「疲弊キラーT細胞」です。その一番の特徴は、ミトコンドリアが機能不全に陥っていることです。この「疲弊キラーT細胞」は、キラーT細胞が本来持っている、ガン細胞を殺傷する能力を失っています。

この疲弊キラーT細胞もPD-1を発現していますが、残念ながらこちらのT細胞には、オプジーボは効きません。なぜなら、オプジーボがPD-1に結合して免疫抑制の経路を遮断したとしても、ミトコンドリアが機能不全に陥っているため、この疲弊キラーT細胞はガン細胞を殺傷することができないからです。

オプジーボはガン患者の20～30％にしか効かないといわれていますが、その一因はこうした事柄にあるといえます。

オプジーボがPD-1と結合し、免疫の抑制を外すのに対し、水素ガスはT細胞のミトコンドリアを活性化することで、T細胞を元気にしてPD-1の発現を低下させます。そのため、身体の本来の働きに無理な操作をせず、人が本来持っている免疫反応をより高めたまま維持することができるのです。ＰＤ‐１により免疫抑制が働かないようにするという「結果」はオプジーボと同じですが、仕組みがまったく異なることがおわかりいただけると思います。

水素ガスによって「免疫抑制」を外す仕組みには人工的なところがなく、非常に自然な流れの中でなされていくので、副作用もないのではないかと考えています。

免疫が十分な力を発揮してガン細胞を攻撃できるように、「免疫抑制」を外すというのは、末期ガンの患者に対する治療において、非常に重要なこととなります。

進行ガンや末期ガン患者においては、ＰＤ‐１を発現しているキラーＴ細胞の中でも、ミトコンドリア機能不全に陥っている「疲弊キラーＴ細胞」が大多数になっていると考えられます。そのため、この状態では先程述べたようにオプジーボは効かず、水素ガスのみがこの疲弊キラーＴ細胞を「活性化キラーＴ細胞」に回復させ、免疫を活性化できるのです。この部分において、**水素ガスはオプジーボと同様の働きを、オプジーボの効かない進行ガン・末期ガン患者に対して、副作用なしにできるものとして、大きな可能性を秘めているといえるでしょう。**

水素ガスでオプジーボの奏功率は40％上がる

これまでの免疫治療に水素ガスを加えた「水素ガス免疫療法」では、「ガン免疫サイクル」（1章30ページ参照）の流れを整えることもわかっています。そのため、ステージ4のガン患者に対し、水素ガスを使用することで、20～30％しか効果を発揮しないといわれているオプジーボの奏効率を、60～70％にまで改善しています。

ガン免疫サイクルとは、「ガン細胞を認識して攻撃するキラーT細胞」を誘導する一連の流れになりますが、キラーT細胞には3つのタイプがあると考えられます。1つは元気な「キラーT細胞」、2つ目はPD-1を発現しているが、正常なミトコンドリア機能をもつ「サプレッサーキラーT細胞」、3つ目がミトコンドリア機能不全に陥っている「疲弊キラーT細胞」です。

免疫が活性化しすぎるのを防ぐため、私たちの身体には「免疫抑制」という機能が備わっています。これは活性化したT細胞が、PD-1という分子を出すことで、それ以上免疫が活性するのを抑えるという働きです（つまり、活性化するキラーT細胞がサプレッサーキラーT細胞になるということ）。オプジーボはこのPD-1と結合することで、免疫抑制のブレーキを外す薬です。

けれども、Ｔ細胞が疲弊していると（疲弊キラーＴ細胞）、ＰＤ-１とオプジーボが結合しても、免疫抑制を解除することができません。こうした状況を解決するために、まずは「疲弊キラーＴ細胞」の根本的な原因である、ミトコンドリア機能不全を改善する必要があります。

そこで活躍するのが水素ガスです。水素ガスには疲弊キラーＴ細胞内にあるミトコンドリアを活性し、活性化キラーＴ細胞になるように導くという働きがあるからです。しかし、水素ガスによって「疲弊キラーＴ細胞」がすべて「活性化キラーＴ細胞」になるのではありません。ミトコンドリア機能は改善したものの、ＰＤ-１をまだ発現している「サプレッサーキラーＴ細胞」としても、存在している可能性はあると考えられます。

そもそもオプジーボを使用するガン患者は、ステージ４など末期の方が多いので、Ｔ細胞のほとんどが、「疲弊キラーＴ細胞」になっていることが考えられます。そのため、免疫抑制を外すためのオプジーボを投与し、ＰＤ-１と結合しても、免疫のブレーキを外す作業がうまく行われないため、通常の奏功率は20～30％となっています。

ところが、水素ガスを吸いながらオプジーボを投与していくと、奏功率は60～70％に上がるのです。これは「疲弊キラーＴ細胞」内のミトコンドリアが活性化し、疲弊キラーＴ

細胞から「活性化キラーT細胞」あるいは「サプレッサーキラーT細胞」に変化したため、これまで効かなかった疲弊キラーT細胞にも、オプジーボが効果を発揮できるようになったと考えられます。

オプジーボ単独では「サプレッサーキラーT細胞」には奏効しますが、「疲弊キラーT細胞」には効きません。一方、水素ガスは「疲弊キラーT細胞」の活性化に効果を発揮します。水素ガスは「疲弊キラーT細胞」の大半を「活性化キラーT細胞」に変換できると考えられ、「活性化キラーT細胞」はオプジーボを必要とせずに、ガン細胞を叩くことができます。

これは予想ですが、水素ガスによってすべてのT細胞を「活性化キラーT細胞」に変えることはできないと考えます。一部は「サプレッサーキラーT細胞」に留まると考えられ、このサプレッサーキラーT細胞には、オプジーボが必要となります。

ここにオプジーボと水素ガスの併用療法の意味があるといえるでしょう。このため水素ガスと併用するときには、オプジーボも少量で十分な効果を発揮すると考えられます。このように、**水素ガスは「疲弊キラーT細胞」が多く出現する進行・末期ガン患者に有効だと考えられ、オプジーボはむしろ進行・末期ガン患者ではあまりその効果が期待できず、水素ガスとの併用で効果を発揮するものであると考えられます。**

水素ガスを用いることで、オプジーボの効果が出にくい進行・末期ガン患者にも、オプジーボと類似した作用を副作用なく取り入れることができれば、末期ガン患者の治療に大きな希望の道が開いていくに違いありません。私たち人類は、水素ガスをガン治療に用いることで、健康寿命を延ばすための「新たな武器」を手に入れたといえるのではないでしょうか。

水素ガスを吸う治療は、痛い・苦しいがまったくない

さらに水素ガスには、薬のような副作用、そして過剰摂取による悪影響もありません。現存する物質の中で一番小さな分子なので、不要なものは身体から自然に抜けていくのです。ただ、肺の奥には残っているのではないかと予測されます。

夜に1時間、水素ガスを吸っているという方が、翌朝の8時に呼気の水素ガス量を測ったところ、69ｐｐｍ出たという事例がありました。水素ガスを吸っていない通常の状態ですと、呼気に含まれる水素量は7～8ｐｐｍ。これと比べると、ずいぶん身体に蓄積され

ていることがわかります。常時、これだけの水素が体内にあるとしたら、体内を酸化させてさまざまな病気を引き起こす悪玉活性酸素の除去も進み、その結果、免疫が高い状態を維持できるのではないかと考えています。

私たちの病院で治療している、末期ガンの患者さんたちに水素ガス免疫療法を行う場合、1分間に1200ml以上の水素ガスが吸える機械を用いています。そして、1日3時間以上、水素ガスを吸入してもらうようにしているのですが、朝・昼・晩と1時間ずつにわけて吸う方が多いようです。その場合、寝ていてもよいですし、本を読んだり、テレビをみたりしても大丈夫です。

基本的には患者さんがリラックスできる状態であればOKなのですが、さらに水素ガスの効果を高めたいという方におすすめなのが、瞑想しながらの吸入です。水素ガスを吸っていると自然と瞑想状態になるのですが、意識的にそのような状態をつくって吸うと、脳波の中でもシータ波がよく出るようになります。シータ波というのは、周波数が4〜7Hzの少しウトウトした状態のときに出る脳波です。このとき、ひらめきが起きたり、記憶力が上がったりするのと同時に、自然治癒力がよく働く状態になります。

そのため、静かに横になって目を閉じて吸うほうが、水素の効果をさらに高められるのではないかと思っています。ガンの治療は精神面をリラックスさせ、穏やかに整えることも大切ですから、1日のうちで数時間、このようにしてメンタルを落ち着かせる時間を持ってもよいのではないでしょうか。

また、水素ガスの機械にはタイマーがついているものもあるので、何時間吸うかを設定してもよいですし、そのまま吸い続けても大丈夫です。水素は非常に小さな分子なので、不要なものは自然と身体から抜けていきます。そのため、過剰摂取による悪影響がないからです。

このように水素ガスは薬とはまた違う、自然な形でガンを抑えて免疫を高めるという働きがあり、副作用がありません。一方の薬には副作用が必ずついてまわります。薬を使うということは、人体に無理をさせてその効果を出すため、どうしても身体のどこかを阻害してしまいます。それが副作用という形で現れるのです。けれども、そうしたことが一切ない水素ガスだからこそ、より身体に優しく、その人が持つ自然治癒力を穏やかに引き出す治療法になるのではないかと考えています。

標準治療の抗ガン剤や放射線治療の場合には、身体の免疫システムを破壊するという、重大な副作用があります。そのほかの副作用としても、吐き気や貧血、だるさ、脱毛などがあげられます。これらの症状がきつく現れてしまい、日常生活に支障をきたしている患者さんも数多くいます。

そのため、ガン治療というと、どうしても副作用が強いというイメージがあると思いますが、中には水素ガスのように、人間が本来持っている治癒力を高めて、回復に向かわせる治療法もあるということを、多くの方に知ってもらいたいと思っています。

もう余命を告げられても怖くない！水素ガスで「ガンが消える」

ステージ4のガン患者でも、水素ガスを用いた免疫治療を続けていくことで、ガンが小さくなったり、消えたりすることが多々起こっています。そのもっとも顕著な例が「はじめに」（10ページ）でご紹介しているK・Hさんです。リンパ節にガンが転移しており、あごの下が大きく腫れ上がった状態だったので、その場で即入院。ところが、水素ガス免疫治療法を行った結果、2週間ですっかり腫れが引き、元気に退院。さらにその後、腫瘍マーカーの数値もぐんと下がりました。

しかし、水素ガスがよいといっても、2週間という短期間で急激に症状が改善するというのは、きわめて稀な例です。たいていの方は水素免疫治療を開始して2～3カ月後あたりから、ガンの縮小効果が現れはじめます。水素によってT細胞を活性化し、ガンを攻撃できるようにするまで、通常はこのくらいの期間が必要だからです。

ただ、ガンが小さくなったり、消えたりしたとしても、しばらくは治療を続けます。ガンが消えたように見えても、ガン細胞がまだ体内に残っていることもあります。もし、本当に消えていたとしても、毎日体内では5000個のガン細胞が生まれているといわれていますから、そこで治療を終えてしまうと、免疫力が落ちてガンが再増殖する危険性があります。

ガンを撃退した免疫力は、治療によってつくり出されていたもので、その方の本来の身体の力だけでつくり出しているわけではないからです。そのため、ガンが消えたとしても、慎重に経過を見ていく必要があります。外部からの力を借りなくても、自分自身の免疫力でガン細胞を認識してこれを排除できるようになるまで、免疫を上げる治療は必要になります。そうして高い免疫力を維持しながら、ガンを小さくしていく、もしくはガンと共存できる身体をつくっていくように治療を進めています。

そのようにしながら、「余命3カ月」と宣告されたような人たちが、私たちの病院では1年、2年、3年と寿命を延ばしています。その間に、身のまわりを整理したり、家族との時間を楽しんだり、会いたい人に会いに行ったり……。「あと3カ月」と言われていた命が延びることで、患者さん自身が納得のいく日々を過ごせるようになっていきます。
「最後までベストを尽くしたい」——ステージ4の患者さんたちの強い思いを実現するために、その方に最適な治療法でガンの治療にあたらせていただいています。

免疫アップのため水素ガスはミトコンドリアも活性！

水素ガス免疫治療の特徴の一つに、水素がミトコンドリアを活性するということがあげられます。

ミトコンドリアとは、体内の一つひとつの細胞内に存在する器官のこと。そして、それぞれの細胞にエネルギーを供給するという、命に関わる重要な役割を果たしています。

免疫治療には欠かせないT細胞内にも、ミトコンドリアは存在しています。T細胞はガン細胞を見つけて攻撃するという重要な働きをするのですが、抗ガン剤や放射線治療などでダメージを受けると疲弊してしまい、本来の力を発揮できなくなってしまいます。

水素ガスによって水素が入ると、ミトコンドリアが活性されるため、疲弊していたT細胞も元気な状態に戻り、ガン細胞を攻撃する力を取り戻していきます。それにより、免疫力も高まっていくというわけです。

そもそもミトコンドリアとは何か？

私たち人間が、物事を考えたり、会社に行ったり、友達と話したりできるのは、エネルギーがあるからです。このエネルギーをつくっているのが、ミトコンドリアです。

ミトコンドリアは私たちが摂取した食物からエネルギーを取り出し、体内で活用するATP（アデノシン3リン酸）というエネルギーに変換します。

このATPを消費することで、私たちは身体を動かしたり、新陳代謝を行ったりすることができるというわけです。ミトコンドリアは、人間はもちろん、動物や植物から菌類まで、すべての生物の全細胞内に存在しています。

ところが加齢によって体内の環境が変わったり、食生活や生活習慣の乱れによって悪玉活性酸素が体内に増えたりすると、ミトコンドリアの機能は低下してしまいます。悪玉活

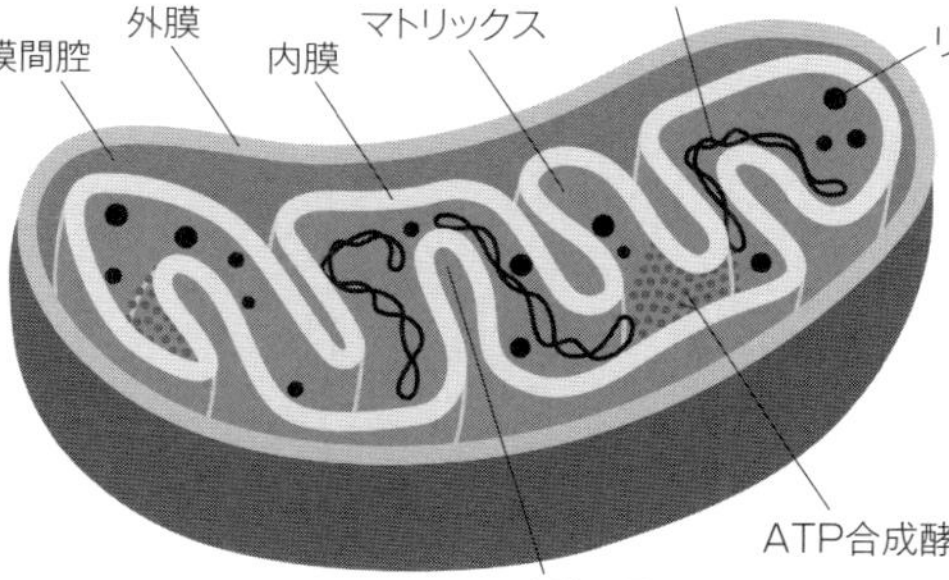

生きるエネルギーをつくるミトコンドリア
人体を構成する約40兆個の細胞1つひとつの中に、数百〜数千もあるミトコンドリア。栄養分を分解しATP（アデノシン三リン酸）というエネルギーを生産している。

性酸素はミトコンドリアDNAを障害することで、ミトコンドリアを機能不全に陥れることが報告されています。ガン患者が抗ガン剤を投与したり、放射線治療を行ったりすることでも、ミトコンドリアは元気を失ってしまいます。

なお、免疫力に大きく関係するT細胞内にも、ミトコンドリアは存在しています。ミトコンドリアの機能が落ちるということは、T細胞の働き自体も低下してしまうということになります。すると、本来であればガン細胞を攻撃するT細胞が働かなくなり、ガンがどんどん増殖してしまうのです。

そうなるのを防ぐためにも、日ごろからミトコンドリアを活性させ、疲弊したT細胞を復活させ、ガン細胞を攻撃できるような状態に持っていくことが必要です。そうなれば、ガンの増殖を抑えたり、腫瘍を小さくしたりすることができます。

ガン患者にとって、ミトコンドリアを活性させる（＝免疫力を高める）ということは、治療において必要不可欠といえるでしょう。

ミトコンドリアは体内にあるエネルギー工場

免疫を活性させる際、大きな役割を果たしているミトコンドリア。水素ガスを吸ってガンを撃退する仕組みには、ミトコンドリアが深くかかわっています。このミトコンドリアが体内で、どのような働きをしているかご存知ですか。

人間の身体がエネルギーを得るには、２つの系統があります。１つは解糖系、もう１つはミトコンドリア系といいます。どちらもエネルギーの元となるＡＴＰをつくるのですが、それぞれ仕組みが異なります。

解糖系というのは、細胞質内でつくられるエネルギーのこと。酸素を使わずに、低体温の環境で働きます。再生上皮細胞、骨髄細胞、ガン細胞、骨格筋（白筋）、精子など、分裂が盛んに行われている細胞は、解糖系のエネルギーを主体に活動しています。解糖系は瞬発力に関連し、短距離走などを走る際に使われるエネルギーとイメージしていただくとよいと思います。

一方のミトコンドリア系は、ミトコンドリア内でつくられるエネルギーのこと。酸素を使い、高体温の環境で働きます。また、解糖系の16倍の効率で、安定的にエネルギーをつくり出すことができます。一般の細胞、脳神経細胞（ニューロン）、骨格筋（赤筋）、心筋、卵子、などは、ミトコンドリア系のエネルギーを主体に活動しています。ミトコンドリア系は酸素を使いながらエネルギーを生み出して脂肪を燃やす働きもあります。ウォーキングなどの有酸素運動に関わるエネルギーとイメージしていただくとよいでしょう。

エネルギー工場としての効率は、ミトコンドリア系が16倍もよいわけですから、こちらの系統を使ってエネルギーを生み出したほうが、人間の細胞は効率的にエネルギーを得られますし、健康の維持・増進にも役立ちます。

なお、ミトコンドリア系では絶えず酸素を消費しており、その過程で活性酸素が発生しています。活性酸素は4種類ありますが、その中でも悪玉活性酸素は、老化やガン、生活習慣病など、さまざまな病気の原因になるといわれています。水素はこの悪玉活性酸素だけを除去する作用があります。つまり、水素は細胞が悪玉活性酸素によって酸化するのを防ぎながら、たくさんのATPを生み出すミトコンドリアの働きがよりよくなるようにサポートをしているといえるのです。

ファスティング（断食）や運動は、健康と密接に関係しているといわれていますが、その仕組みをたどっていくと途中にサーチュイン遺伝子（長寿遺伝子）があり、それを通って最終的にはミトコンドリアを活性化するようになっています。

ファスティングや運動が健康によいということは、すでに多くの方がご存じだと思います。これまで「健康によい」といわれてきたものは、結局はミトコンドリアの活性につながっていることが、次第にわかってきました。

そして、サーチュイン遺伝子が活性化すると、細胞内でエネルギー源をつくり出すミトコンドリアが増強されます。それと同時に、細胞内の不要なたんぱく質や古くなったミトコンドリアも除去され、新しく生まれ変わるのです。

エネルギー工場の機械装置を更新するかのように細胞を若返らせるため、免疫を高めて健康を増進するためのさまざまな効果を得ることができます。

ファスティング（断食）でもミトコンドリアが活性！

運動や空腹というのは、ミトコンドリアを活性させます。つまり、身体的なストレスがかかると、ミトコンドリアは危険を感じて「もっとエネルギーをつくらなければ！」と活性化する性質があるのです。

断食をして空腹になることで、サーチュイン遺伝子（長寿遺伝子）が刺激され、分子であるPGC-1αが活性することで、ミトコンドリアが生成・活性されていきます。それによりT細胞も活性化し、その結果、免疫力が高まるというわけです。

ただし、ファスティングをする際は、身体に負担がかからないよう、専門家と相談しながら行うようにしてください。誤ったやり方をすると、逆に身体を壊してしまう可能性があります。

なお、水素ガスを体内に取り入れることによっても、これと同じ経路を使い、PGC-1αを活性することができます。ファスティングもおすすめですが、水素ガスを吸入する方が手軽だという方には、こちらをおすすめしたいと思っています。

水素によってミトコンドリアの機能が高まる！

私たちの体重の10％はミトコンドリアといわれています。体重60kgの人は6kgのミトコンドリアを持っているということになります。

さらに、1つの細胞の中にミトコンドリアは100～3000個あるといわれています。それが40兆個分あると考えたら、すごい量になります。それだけの量のミトコンドリアが活性したら、私たちの健康寿命は確実に延びると考えられています。

ところがミトコンドリアのDNAは、日々の生活の中で障害されています。呼吸とともに生まれる活性酸素の中でも悪玉活性酸素といわれるヒドロキシラジカルによって、ミトコンドリアの機能が落ちます。ミトコンドリアの働きが低下すると、身体を動かすためのエネルギー生産量が落ち、免疫力の働きも弱っていきます。それによりシミやシワ、動脈硬化、糖尿病、認知症、ガンなど、さまざまな障害が引き起こされてくるのです。

なお、ガン患者では、PD-1を発現するT細胞が増えてきますが、健康成人にも、PD-1を多く発現するT細胞（悪玉T細胞）とPD-1をあまり発現していないT細胞（善玉T細胞）が存在しています。健康な成人の悪玉T細胞というのは、PD-1を発現していますので、T細胞としての本来の機能は低下しているのではないかと考えられ、原因はやはりその中にあるミトコンドリアの働きが悪くなっているせいかもしれません。その観点からすると、生来ミトコンドリアの機能があまり芳しくない方（悪玉T細胞が多い人）がいて、そういう方はガンや肺炎や認知症などにもともとなりやすい、ハイリスクグループかもしれません（ガン患者で見られる疲弊T細胞と、健康な成人での悪玉T細胞は同じものかもしれませんが、今のところ、呼び名を変えて区別しています）。

それでも、水素ガスを取り入れることで悪玉活性酸素が除去され、ミトコンドリアが活性化すれば、悪玉T細胞が減り、善玉T細胞が増えます。そうすれば、ガンや肺炎や認知症などを予防できるかもしれません。

水素ガスは、PGC-1αという分子を活性化する働きがあり、PGC-1αを活性化することでミトコンドリアの働きを高めています。

悪玉活性酸素の除去、そしてPGC-1αの活性化を通じて、水素ガスはミトコンドリア機能を大幅に改善し、健全化し、増強している可能性があります。ミトコンドリアの機能のよしあしが、人間の健康に関わっており、それによってどんな病気になりやすいか、寿命はどのくらいか、高齢になるととくにどこが弱くなるかなども、今後は予測できるようになっていくのではないかと考えられています。

ミトコンドリアにもよいものと悪いものがある

現時点ではまだミトコンドリア機能を簡単に測定する方法はありません。現在、我々が測定している末梢血中の疲弊キラーT細胞の割合は、ガン患者の予後と深く関係していることがわかってきています。それと同時に、T細胞のミトコンドリアの機能を反映しているのではないかと思っています。こちらは通常の採血を行うことで測定できるので、比較的簡単に測定できます。

ガンとの闘病のためにこうした測定をすることも有意義なことですが、健康なときからミトコンドリア機能を測定しておけば、健康状態を把握することが可能で、ガンをはじめ、糖尿病や脳梗塞、認知症などさまざまな病気を予防することも可能になります。ミトコンドリアの機能を数値化できれば、健康な人でもミトコンドリアの機能のよい人（よいミトコンドリア）とミトコンドリア機能の悪い人（悪いミトコンドリア）に分けることができます。それによって、病気予測やより正確な健康状態の把握、さらに、「未病」という状態の把握も可能になるかもしれません。

自分自身のミトコンドリアの状態を数値として知り、それを指標にしながら予防のための健康法をさまざまに取り入れていくということが、今後の「予防の見える化」につながっていくのではないかと思っています。

また、ミトコンドリアの機能は、命の遺伝子・テロメアの長さに関与するとも考えられています。テロメアは細胞の中にある染色体の端にあり、細胞分裂のたびに短くなるため、年齢を重ねるとともに縮んでいきます。こうしてテロメアが短くなると、細胞が増殖しなくなり、老化が進むのです。このテロメアは、ミトコンドリア機能が落ちることで短くなるという論文も発表されており、寿命の長さとミトコンドリアは関係しているという論文も、2011年に学術誌『ネイチャー』に掲載されていました。

水素を体内に取り入れることで、悪玉活性酸素を体内から除去し、新陳代謝を促すことで機能の落ちた悪いミトコンドリアを排除し、よいミトコンドリアを活性化させていく。そうすることで遺伝子や血管をはじめ、体内のさまざまな組織が健康に保たれるようになります。水素によって身体がこのように変わっていくことは、ガンの治療はもちろん、私たちの健康寿命を延ばすことにもつながっていくのです。

第5章

自宅でできる！
免疫力を上げる習慣

免疫力の要である
ミトコンドリアを増やす7つの食材

末期ガン患者の治療を通して水素ガスの有効性に気づき、その水素ガスの重要な機能である免疫力を高めるという作用が、ミトコンドリアの活性化を介してなされていることがわかってきました。このことは、免疫の活性化にはミトコンドリアの活性化が不可欠であることを示しています。

ＰＤ-１を発現している「疲弊キラーT細胞」は健康な人の体内にも存在していますが、その割合は人によって異なります。「疲弊キラーT細胞」の割合が多い人は、年齢を重ねるごとに増える傾向がありますが、こうした方々は高齢者の肺炎、ガン、認知症など、健康長寿を脅かす疾患にかかる確率が高い、ハイリスクグループと考えられます。

そうした方々でも、水素ガスによってミトコンドリアを活性化し、ＰＤ-１を発現している「疲弊キラーT細胞」を減少させることで、免疫を活性化できます。その結果として、感染予防、ガン予防、認知症予防などが可能になると考えられます。**水素ガスはガンの治療だけでなく、免疫活性化につながり、ひいては健康長寿に有効だといえますが、ミトコ**

ミトコンドリアを活性化する生活習慣も水素ガスと同様に、免疫活性化、健康長寿に有効だと考えられます。

ガン患者はもちろんのこと、すべての人間にとってミトコンドリアが活性されれば、元気を取り戻したり、健康をさらに増強したりすることができます。健康で長生きするためにも、毎日の生活の中でミトコンドリアを活性化し、免疫力を高める習慣を積極的に取り入れていきましょう。

日々の食生活の中では食材を選ぶことで、ミトコンドリアを活性化することができます。その中のひとつにコエンザイムQ10があります。コエンザイムQ10はミトコンドリアの中の呼吸鎖（細胞内での呼吸に関わる酵素が鎖状になっているもの）の酵素の一つで、電子をコンプレックスⅠとⅡからコンプレックスⅢに運ぶという重要な役割をしており、ミトコンドリアにおけるエネルギー産生に不可欠の役割を果たしています。コエンザイムQ10には「酸化型」と「還元型」があります。

「酸化型」は体内に取り入れてから、さらに還元型に変換しなければなりません。このとき、加齢や病気、ストレスの度合いによって、還元型になる割合が低下してしまいます。一方の「還元型」は体内でつくられるコエンザイムQ10と同じタイプのため、摂取後すぐに体内で働き、エネルギー生産をサポートします。そのため、コエンザイムQ10を摂る場合は、

「還元型」を摂ることが大切になります。

次の食材には、比較的多くの還元型コエンザイムQ10が含まれています。なお、還元型コエンザイムQ10の必要摂取量は100mg／1日といわれています。また、健常な日本人が4週間摂取するという実験をした結果、最大摂取量（300mg）まで重篤な副作用はなし（※）という報告が出ています。

（※）Hosoe,et al.:Regulatory toxicology and Pharmacology,vol,47,19-28,2008

還元型コエンザイムQ10が豊富な食材

①イノシシ（140～200μg／g）
②エゾ鹿（100～130μg／g）
③鶏心臓（84・8μg／g）、
④牛レバー（40・1μg／g）
⑤豚カタ（25・4μg／g）
⑥ハマチ（20・9μg／g）
⑦大豆油（33・3μg／g）

ただし、還元型コエンザイムQ10を摂取しようと、やみくもにこれらの食材を食べればよいというわけではありません。当然ながら、豊富な野菜や適度な水分なども必要になってきます。日々の食卓にこうした食材を取り入れつつ、栄養バランスのとれた形で摂るようにしましょう。

有酸素運動でミトコンドリアを増やす！

健康に年を重ねるためには、適度な運動を行っていくことが欠かせません。日頃から運動するのは、ミトコンドリアを増やすためにも大変よいことです。ただ、ひと口に運動といっても、さまざまな方法があります。ここではミトコンドリアを増やすには、どのような運動がよいかをご紹介します。

まず、身体の筋肉について、少し説明しましょう。身体全体や手足などを動かすときに使われる筋肉で、自分の意思で動かせる筋肉を「骨格筋」といいます。骨格筋を形づくる筋繊維は大きくわけて「速筋繊維（速筋）」「遅筋繊維（遅筋）」があります。

速筋はすばやく収縮する筋肉で、短時間で大きな力を発揮するときに使われます。陸上でたとえると、短距離走向けの筋肉といえます。これは大きな力を発揮する一方、持久力がなく、疲れやすい筋肉でもあります。速筋は白っぽく見えることもあり、「白筋」とも呼ばれます。

もう一つの遅筋は、ゆっくり収縮する筋肉で、強い力は発揮しませんが、一定の力を長時間発揮するときに使われます。こちらは長距離走向けの筋肉であり、疲れにくいという特徴があります。遅筋は赤味を帯びた筋肉なので、「赤筋」とも呼ばれます。

ミトコンドリアを増やしたい場合は、後者の「遅筋（赤筋）」を鍛えることがおすすめです。なぜなら、遅筋繊維には速筋繊維の約3倍ものミトコンドリアが含まれているからです。遅筋はエネルギーを生み出すために、おもに酸素を使います。そのため、ランニング、水泳、ウォーキング、サイクリングなど、いわゆる有酸素運動が遅筋を鍛えるのに、より有効であるといえます。

なお、運動強度の低い運動では遅筋のミトコンドリアのみが増加しますが、強度が高まると、遅筋のミトコンドリア含有量は頭打ちになります。その代わり、速筋の中のミトコンドリアが増え始めます。

しかし、激しいトレーニングをして運動が続かなくなってしまうより、なるべく定期的に運動を取り入れたほうが、ミトコンドリアにも身体にも有益です。運動を続けている間は、ミトコンドリアも増えるのですが、運動を止めてしまうと、だんだんと減っていってしまうからです。

まずはランニング、水泳、ウォーキング、サイクリングなど、酸素を取り入れながら行う有酸素運動をはじめてみませんか。

40℃の温浴と質のよい睡眠で身体をリセット

私の病院で行っているガン免疫療法の一つに、ハイパーサーミアという温熱療法があります。この機械で患部を温めると中心部が42～43℃になり、ガン細胞は死滅します。その周辺は40℃くらいになるのですが、40℃というのは、免疫がもっとも活性化する温度でもあります。

そのため、40℃のお湯に浸かって温浴することは、免疫を高めることにもつながります。シャワーだけですませず、肩まで浸かる全身浴でじんわりと汗をかくくらいまで、湯船でリラックスするのがおすすめです。日々のストレスを解消するのにも、こうした入浴が役立つからです。

自律神経には、交感神経と副交感神経がありますが、日中、仕事や家事をしているときは交感神経が優位になっています。一方、心身がリラックスし、眠る状態になる頃には、副交感神経が優位になっているというのが自然な状態です。ところが最近は、ストレスによる負荷が大きすぎて、交感神経が優位になったままで、布団に入ってもなかなか寝つけないという方が増えています。

質の高い睡眠がとれないということは、免疫低下にも関わってきますから、なるべく夜は副交感神経が優位になるようにして、スムーズに眠りに入りたいものです。その準備としても、ゆったりと身体を温める入浴はおすすめなのです。

ただし、サウナになるとかなりの高温になるので、交感神経を優位にしてしまう可能性があります。リラックスして免疫を高めるには、やはり40℃くらいの温浴がよいでしょう。

また、入浴によって睡眠の質を高めるには、38～40℃の湯温が適しているといわれています。さらにこのとき、肩までつかる「全身浴」を10～15分することで、体温が上がり代謝や免疫機能が向上する、水圧によって血行がよくなる、浮力に体が支えられることで筋肉の緊張が緩むといった効果も得られます。

なお、睡眠の質を高めるには、就寝時間の1～2時間前を目安に入浴をすませましょう。自然に眠気が訪れるのに最適なタイミングは、脳や内臓など身体の内部の温度である「深部体温」が下がっていくときです。入浴によって一度上がった深部体温が下がるのは、1～2時間後になるので、そのタイミングで床に就くとよいでしょう。

一般的に睡眠時間は7時間程度がよいとされていますが、年代によってその人に最適な時間数というのは変わっていきます。それでも、ホルモンの分泌や疲労の回復は、午後10時～午前2時の間に睡眠をとることで高まるといわれていますから、なるべくこの時間帯は就寝時間にあてることで、質のよい睡眠を効率的にとれるようになります。

また、夏になるとエアコンをつけて寝る方が多いと思いますが、冷やし過ぎには注意してください。エアコンによる冷えなど、慢性的に身体を冷やしていると血流が悪くなり、体温も下がるため、リンパ球の働きが悪くなったり、免疫力自体が低下したりしてしまうからです。エアコンによる冷えは、タイマーなどを活用しながら防いでいきましょう。

ミトコンドリアには寒さによって活性化するという作用もありますが、これは水をかぶるなどして一時的に身体が冷えると、生命の危機を感じて活性化するということ。エアコンの冷えなどの慢性的な冷えになると、かえって免疫を落としてしまうので、注意してください。

ストレス解消の自分なりの方法を持つ

ストレスというのは、私たちが生きていくうえで、切っても切り離せない存在です。適度なストレスは、私たちの心身を活性化してくれますが、慢性的に大きなストレスがあると、それだけで免疫力に大きなダメージを与えてしまいます。

初診でいらした方を診察する際には､必ず「アナムネーゼ」という聴きとりを行います。これはその患者さんの病歴、人生をさかのぼって出来事を振り返るパストヒストリー、家族間の出来事をさかのぼるファミリーヒストリーなどを把握するために行っています。このときにお話をうかがっていると、多くの方がガンを発症する数年前に、大きなストレスがかかる出来事に遭遇していることが多いのです。

医者の間でもよくいわれていますが、ガンの患者さんというのは、罹患する4、5年前にネガティブで大きなストレスがかかるような出来事に遭遇していることが多いのです。離婚、配偶者との死別、失職などが背景にあり、免疫力が一気に低下したことでガンが発症したということも、大いにあるといえるでしょう。こうした精神的なストレスが免疫に影響を与えている可能性は、非常に高いと考えています。

ガン治療の方針をお伝えすると同時に、「これからは本当に楽しいと思えることをしてください」ということもお話ししています。少しでもストレスを解消できる方法を持つことが、免疫を高めるためには大切だからです。それでも、「そんなに楽しいことは思いつかない」「とくに趣味はない」とおっしゃる方が少なくありません。

元気に年を重ねていくには、自分だけのストレス解消法を持つことも、とても大事になります。それをやっているときは無心に楽しめる、ほかのことを考えず楽しく集中できる、やり終わった後に爽快感がある。そんな気分になれる何かを、どうぞ見つけてください。それがあるだけで、年を重ねても免疫をよい状態で保つことができるのですから。

今から始める腸活、日本食は発酵食品の宝庫

腸内には1000種類以上の細菌が存在し、免疫力などにも影響を及ぼしているといわれています。実際に、オプジーボが効いた患者さんの腸内細菌では、ルミノックス属とフィーカルバクテリウム属という腸内細菌の割合が高く、逆にバクテロイデス属という細菌の割合が高いとオプジーボが効かないという論文も発表されています。

腸の中にはおびただしい数の細菌による「腸内フローラ」が広がっています。顕微鏡で腸内を覗くと、それらがまるで「花畑」（英語ではflora）のように見えることから、このように呼ばれるようになりました。この腸内フローラを形成する腸内細菌は、次のような「善玉菌」「悪玉菌」「日和見菌」に大別されます。

3種類ある腸内細菌

- 善玉菌……代表的な細菌として、ビフィズス菌、アシドフィルス菌、フェーカリス菌、納豆菌、酵母菌、麹菌などがあります。腸の蠕動運動を促して腸内環境を整えたり、免疫を強化したりする働きがあります。通常、腸内細菌の約2割を占めています。
- 悪玉菌……代表的な細菌としては、ブドウ球菌、ウェルシュ菌、大腸菌（毒性株）などがあります。アンモニアや硫化水素、インドールなどの有害物質をつくり出すため、悪玉菌が優勢になると、おならや便の臭いがきつくなり、免疫や新陳代謝が低下します。通常、腸内細菌の約1割を占めています。
- 日和見菌…代表格の細菌としては、大腸菌（無毒株）、連鎖球菌などがあります。特別な働きはしていませんが、善玉菌と悪玉菌のどちらかが優勢になると、強いほうに加担するという特徴を持ちます。通常は腸内細菌の約7割を占めています。

腸内環境が整っているというのは、善玉菌2割、悪玉菌1割、日和見菌7割という割合で、腸内細菌のバランスが取れていることだといえます。そうすると、毎日のお通じもよく出て、免疫力も高い状態を保つことができます。ところが悪玉菌が増えてくると、そこに日和見菌が加担し、腸内環境が一気に悪化するため、免疫も低下してしまいます。こういう環境をガンは好むので、注意しなくてはなりません。

では、善玉菌を多くすればいいかというと、そうでもないのです。善玉菌が増えすぎると、今度はクローン病、潰瘍性大腸炎、花粉症など、免疫過剰から起こる病気を発症してしまうことがあります。やはり善玉菌2割、悪玉菌1割、日和見菌7割という割合で、バランスを保つような生活を心がけることが、健康には一番よいといえるでしょう。

バランスのとれた腸内環境をつくるために大切なのは、野菜や発酵食品をたくさん食べること。とくに日本は「発酵食品の宝庫」といわれるようなお国柄ですから、比較的簡単に日々の食事に取り入れられるのではないかと思います。でもなぜ、発酵食品が健康によいとされているのでしょうか。

その理由は3つあります。1つめは、発酵食品には乳酸菌をはじめとする、善玉菌が豊富に含まれていること。善玉菌には、病原体の侵入を防ぐ免疫細胞を活性化する働きがあります。発酵食品を積極的に摂ることで、腸内環境を整えながら免疫力を高め、病気を予防する効果が期待できるというわけです。

2つめの理由は、腸内にある免疫細胞を活性化させることにあります。体内の免疫細胞のうち、約6割が腸に集中して存在しているといわれています。この免疫細胞を活性することで、外部から侵入した病原体と戦う力を強化することにもつながるのです。

3つめの理由は、発酵食品は微生物の働きにより、すでにある程度消化されていること。発酵食品を体内に摂りいれるときから、すでに消化の下準備がされているので、体内に入ってから消化に必要とされるエネルギーや消化酵素が少量ですみます。そのため、発酵食品を摂ることで体内の酵素を無駄遣いせず、健康な身体をつくることができるのです。

日本では味噌、醤油、みりん、醸造酢、甘酒、納豆、ぬか漬けなど、昔からさまざまな発酵食品が食卓に並んできました。これらのほか、ピクルス、キムチ、ザワークラウト、チーズ、ヨーグルト、ワインヴィネガーなども発酵食品に入ります。これらの食品を意識的に取り入れて腸内環境を調え、免疫力を高めていきましょう。

それでも免疫力は落ちていく

免疫力が人間の健康に大きな影響を与えていることは、間違いないことであるといえます。そのため、私たちは食生活に気を使ったり、運動を心がけたり、ストレスを減らすための努力をしたりするわけですが、加齢によって心身の機能が落ちていくと、それに比例して免疫力はどうしても落ちていきます。人間は生まれ落ちた瞬間から、死に向かって歩き始めており、残念ながらこの自然の摂理にあらがうことはできません。

けれども、どのように死を迎えるかという部分においては、私たちはある程度自分の意思でコントロールできるのではないかと思っています。

高齢者になると、PD-1を発現した悪玉T細胞（4章89ページ参照）が増え、免疫細胞としての働きが落ちるため、どうしても免疫力が落ちてしまいます。すると、外部から侵入した細菌やウイルスを攻撃する力が低下するため、高齢者の肺炎などが増えているのではないかと考えています。

生活習慣や運動、食事などを見直すことで、免疫力を高めていくことはできますが、加齢によってそのスピードが追いつかないと感じたときに、水素ガスの吸入が役立ちます。

日本人の平均寿命と健康寿命の間には、約10年もの差があるのをご存知ですか。

日本人の平均寿命と健康寿命

- 男性　平均寿命／79・55歳　健康寿命／70・42歳　差9・13年
- 女性　平均寿命／86・30歳　健康寿命／73・62歳　差12・68年

（平成22年厚生労働省調べ）

この約10年間は「日常生活に制限のある不健康な期間」と定義されており、多くの方々が寝たきりになったり、介護してもらったりすることで命をつないでいる状態になります。それが本当に幸せな死への向かい方といえるでしょうか。

また、自然な老衰というのは、1週間前後でミトコンドリアの機能が衰えていき、最後は眠るような状態で命を終えていきます。水素ガスを吸うことで高齢になっても高い免疫力を保ち、健康なまま平均寿命まで生きることができたら、大幅な医療費削減にもつながるのではないかと考えています。

第6章

「余命2カ月宣告」から仕事に復帰

ガン患者の駆けこみ寺で患者が次々と回復へ

この地球上にごく当たり前に存在する水素を使ったガンの治療は、日本初、いや世界初の試みといえるでしょう。

私の病院で診ているステージ4の患者さんたちは、ほとんどが通院です。胸水や腹水が溜まっている方は、それを抜くために入院してもらうことがありますが、そのほかの方々は定期的に外来で診察を行っています。

転移があっても、みなさん外来で通えるくらいお元気で、普通の生活を営むことができているのです。それなのに「もう治療法がないから、緩和ケアをしてください」と言われてしまうというのは、何か違う気がしてなりません。病院に見放され、困り果てながらも、「何か治療法はないものか」と探しているガン難民のみなさんを救いたい。その命を長らえてもらいたい――そんな思いで、毎日診察にあたっています。

「ガン患者の駆けこみ寺」という異名を持つ病院ですが、水素ガス免疫治療については、これまでに約400症例があがっています。今回ご紹介する症例は、その中のほんの一部ですが、ステージ4や進行ガン・再発ガンから飛躍的に回復されていることがわかると思います。「余命2カ月です」と宣告されたような方々が、今では元気に仕事に復帰されています。

もちろん、その後の再発のことを考えると、すぐに手放しで喜ぶことはできません。なぜなら、ガンが一度縮小したとしても、そのまま治癒するということは極めて稀なことだからです。ガンはいろいろな手段を使って、再発を防止しようと働いてくれる「免疫」から逃れて、再び増殖をはじめようと画策するのです。

私自身、さまざまな抗ガン剤を使い果たし、「緩和に行くしかありません」と言われたガン患者に対し、水素ガス免疫療法による治療を進めてきました。その結果、余命数カ月から1年、2年、3年と命を延ばすことには成功しているという自信を持っています。しかし、1年、2年、3年後に再再発してきた患者に対するチャレンジは、今はじまったばかりです。再再発した患者の体内で、特異的に増える特殊な免疫抑制細胞が、再再発に深く関係していることを見出し、さらにそれを抑える方法もいくつかわかってきています。

それがうまくいけば、近い将来、ガン末期患者の完全治癒も夢ではないと思っています。

そして、心のどこかで思っていることがあります。水素ガスによる治療法を確立したことで、私たちは**「病気や老化に打ち勝つ、新しい武器」**を手に入れたのではないか、と。

また、これから紹介する症例を正しくご覧いただくために、次の点をご理解いただけたらと思っています。

なお、ここでご紹介する患者さんたちの様子は、２０１９年7月現在の状況です。

・腫瘍マーカーの見方

腫瘍マーカーの変遷をグラフで表した症例がありますが、これは1カ月おきを目安に測っています。腫瘍マーカーの数値は腫瘍マーカーの種類によって異なりますが、人によって数百の単位での場合もあれば、数千の単位で動く場合もあります。なかには数万という単位の方もいらっしゃいますし、数値の幅は個人差が大きいのです。ただ、数値が大きいほど、状態は悪いということになります。

また、腫瘍マーカーは上がったり下がったりしますが、その様子は株価の上がり下がりとよく似ていると感じています。水素ガス免疫治療を取り入れると、腫瘍マーカーが下がるケースが多いのですが、一気に下がるのではなく、小幅で数値が上がったり下がったりしながら、だんだんと数値は下降を続けていくという特徴があります。

なお、腫瘍マーカーの数値が大幅に上がる場合には、２つのことが考えられます。一つはガンが大きくなっている場合、もう一つはガンが破壊されて一時的に上がっている場合になります。今回ご紹介する症例はすべて、ガンの破壊によってこうした数値の上下が生まれていると考えられます。

・ガンの判定基準

腫瘍の大きさがどれだけ変化したかという判定の基準は、一般的に用いられている「ＲＥＣＩＳＴ」と「ＷＨＯ」（世界保健機関）によるものと2通りあります。どちらの場合も、30％以上ガンが収縮すれば有効であるという判定となっています。ただ、ＲＥＣＩＳＴは一番長い径を計って比較することで測定しており、ＷＨＯでは長径と短径を掛けた積（＝面積）を比較することで測定しています。そのため、縮小の割合を示すパーセンテージの数値が異なるのですが、より正確に測定しているのはＷＨＯの判定基準だといえるでしょう。

・ガンの寛解と部分寛解

寛解というのは、病状が一時的あるいは継続的に軽減した状態、もしくは見かけ上は消滅した状態を意味します。寛解には完全寛解（ＣＲ）と部分寛解（ＰＲ）とあります。前者は腫瘍が消えて1カ月以上その状態が続くこと、後者は30％以上の縮小が1カ月以上続くことを指しています。

水素ガス免疫療法においては、多くの方が部分寛解となっていますが、中には完全寛解に近い方も出はじめています。このように寛解、部分寛解になった方でも治療をすぐにやめるということはしていません。ガンが消えたように見えても、ステージ4の方々の場合、再発する可能性が高いからです。そのため、ガンが消えたように見えている方でも、治療は続けていただいています。

・治療に使用している水素ガス吸入器について

現在、病院で使用しているのは左の水素ガス吸入器です。さまざまな水素ガス吸入器が出ていますが、水素ガスを用いた免疫治療においてはこちらの吸入器を使用しています。患者さんが自宅で使用するとき、こちらを病院から貸し出す場合もあります。

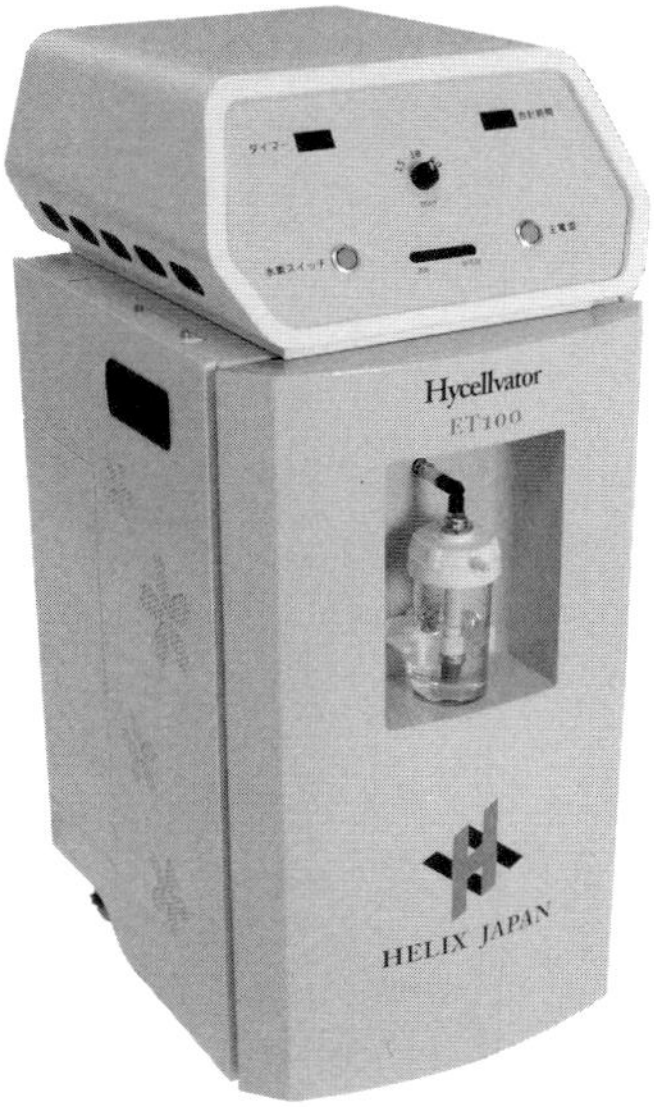

商品名：Hycellvator ET100（ハイセルベーター　ET100）

水素ガス発生量1200ml ／分

「水素ガス治療」実例のご紹介

ケース1　卵巣ガン（ステージ4）／K・Hさん　33歳・女性

2018年5月――2019年6月　1年1カ月存命中

治療法：ハイパーサーミア＋低用量抗ガン剤＋水素ガス＋オプジーボ

この方は知り合いの方から紹介され、私の病院に来てくださいました。現在は遠方から通っています。来院されたときには、卵巣ガンの腫瘍が大きくなってしまい、骨盤内に10cm以上の腫瘍ができていました。半分が水でしたが、触診するとそこに腫瘍があるのがわかるくらいでした。最初に来院されたときには起きて歩くのも大変そうでしたが、約半年で腫瘍は112・93×107・07mmから37・63×39・27mmと著明に縮小し、縮小率はRECISTの判定基準で65・2％でした（2ページ参照）。この方は遠方から来られていましたので、しばらく入院して治療を行いました。入院中は1日最低でも3時間は水素ガスを吸入していただきました。腫瘍マーカー、CA125は、2018年5月には1600だった数値が1カ月後の6月には600くらいにまで下がりました。

その後、下がり続けて、現在は、252まで低下しています。しかし、正常値は、35・

0以下ですので、まだまだ安心はできない数値であり、治療は継続していかなくてはなりません。私が治療しているガン患者の約9割の方は腫瘍が縮小して腫瘍マーカーが低下しますが、何度も繰り返しているように、それを維持するのが難しいのです。それを維持できる方は、約5割に減少します。だから、治療の継続が必要なのです。

見た目もとても元気で、ガン患者には見えないくらいです。ただ、完全にはまだよくなっていませんので遠方から通院治療されています。現在は1週間入院して治療をし、2週間は自宅に戻るというスタイルで治療を続けています。自宅では購入していただいた水素ガス吸入器で1日3時間以上吸引されています。

ケース2　肺ガン（ステージ4）／H・Sさん　62歳・女性
2014年6月――2019年6月　5年存命中
治療法：ハイパーサーミア＋低用量抗ガン剤＋水素ガス＋オプジーボ

病院にいらしたときには、ガン性胸膜炎といって、肺の外にガンが出てしまい、胸膜の上に広がった状態でした。肺に胸水がたくさん溜まっていたので入院してもらい、それを抜きました。血が混じった胸水を約2リットル吸引できましたが、厳しい状態でした。肺ガンでガン性胸膜炎になると、余命は3、4カ月。薬が効けば半年から1年くらいは生きられますが、延びても1年がせいぜいくらいの状態だったのです。

最初は温熱療法のハイパーサーミアと低用量抗ガン剤（通常より少ない量の抗ガン剤で免疫力を維持しながらガン細胞を鎮静化する）で治療を進めていましたが、縮小や増大を繰り返していました（3ページ左上の写真にある赤い部分がガンです）。

そのため、2016年2月より、オプジーボと水素ガスを取り入れました。水素ガスは、水素ガス吸入器をレンタルして、自宅で1日3時間以上吸入されました。そこから急激にガンが縮小し、4枚目の写真ではほぼ消えた状態になっています。

その後も外来に通って水素ガス免疫治療を続けながら、今ではもう元気にピンピンされて、当初、余命3、4カ月だった命を5年と延ばしておられます。

ここで大事なのは、この方が**水素ガス免疫治療**をはじめてから現在まで、5年間生きて、現在も余命を延ばし続けているということです。標準治療の抗ガン剤や放射線治療では、ガンの縮小が1カ月間続けば、「抗ガン剤が効いた」ということになりますが、私はガンと共生した状態もしくはガンが消えた状態が、少なくとも6カ月以上持続しなければ、本当の意味で効いたとはいえないのではないかと思っています。

そうした意味では、ステージ4でありながら5年も命を延ばしていることに、非常に大きな意味があるのではないかと思っています。この方はほぼ完全寛解（CR）に近い状態ですが、それでも、現在月に1回、オプジーボの治療を継続されています。ガンが消えたような状態になっても、治療期間の間隔を延ばしながらでも、治療の継続をしたほうが経過はいいようです。この方がその典型例だと思います。それほど、ガンはしぶとく手強いのです。

ケース3　乳ガン（ステージ4）／K・Mさん　46歳・女性

2017年8月――2019年6月　1年10カ月存命中

治療法：ハイパーサーミア＋低用量抗ガン剤＋水素ガス＋オプジーボ

この方が病院にいらしたときには、腋下と鎖骨下のリンパ節転移があり、手術することができませんでした。その後、ハイパーサーミアと低用量抗ガン剤で治療にあたっていたのですが、なかなか効果が上がらなかったため、途中でオプジーボと水素ガスを取り入れることにしました。水素ガスは、水素ガス吸入器をレンタルして、自宅で1日3時間以上吸入されました。

4ページの上の写真2枚は、2017年7月に撮影したもので、左上の写真は腋下リンパ節に、右上の写真は鎖骨の上下にガンが転移しているのを捉えています。どちらも下から見上げるようにして撮影しているため、向かって左が身体の右、右が身体の左になります。この方の場合は左の腋下と鎖骨周辺にガンが転移していたということになります。

約9カ月後の2018年4月に撮った写真を見ると、左の腋下のガンは、ほぼ消失しているといえるでしょう。鎖骨に転移したガンも、かなり縮小していることがわかります。

この時点で、左乳房の主病巣の摘出手術を行いました。主病巣と転移巣というのは、さまざまなサイトカインなどを介して、情報を交換しているといわれており、そういう意味では、転移巣は主病巣にコントロールされているとも考えられます。主病巣を摘出することでこのコントロールから解放されれば、転移巣もさらに縮小しやすくなると考えられました。今後、さらなる治療効果が期待できると考えています。

ケース4　大腸ガン（再発）／T・Kさん　77歳・女性
2017年3月――2019年6月　2年3カ月存命中
治療法…ハイパーサーミア＋低用量抗ガン剤＋水素ガス＋オプジーボ

この方は大腸ガンの手術をしたあとに再発しました。局所再発といって、手術した後に残っていたガンが大きくなった状態であることがわかったのです。胸にある縦隔リンパ節への転移も見られました。ほかの病院で抗ガン剤治療はもとより放射線治療など、さまざまな治療を行っていましたが、「もう治療法がありません」といわれ、当院にいらっしゃいました。

5ページ左上の写真は縦隔リンパ節に転移したガンです。右上の写真は骨盤内の写真で、前回手術した部分に大きな腫瘍があり、術後の局所再発だと思われます（子宮に再発したガンが浸潤している）。腫瘍マーカーのCA19-9も右肩上がりに増加していました。2018年5月あたりから。オプジーボと水素ガスを導入し、ほぼ毎日来院されて外来で水素ガスを1日2時間吸引されていました。これにより、ガンの縮小化が一気に進みました。

腫瘍マーカーも平常時は35以下ですが、それが２０１７年3月の時点では80近くと、かなり高い数値でした。当初はハイパーサーミアと低用量抗ガン剤を使っていたのですが、なかなか効果が出ませんでした。そこで、ご本人に「オプジーボと水素ガスを使ってみませんか?」と提案したところ、「使ってみたい」ということで治療に取り入れたのです。腫瘍マーカーの推移をたどっても、そこから急激に数値の低下と腫瘍の縮小が認められるようになりました。腫瘍マーカー、ＣＡ１９-９は、オプジーボと水素ガスを始める直前の5月11日は最高２３５・６まで上昇し、６月１日は２２６・５でしたが、翌月の７月13日には、急激に低下して48・７となりました。現在は22・４と正常になっています（正常値は37・０以下）。

現在は週に１回外来に通って治療をしながら、高校の先生としての仕事も続けられ、元気に過ごされています。

ケース5　尿管ガン（ステージ4）／K・Kさん　69歳・男性

2016年10月――2019年6月　2年8カ月存命中

治療法：ハイパーサーミア＋低用量抗ガン剤＋水素ガス＋オプジーボ

この方は尿管ガンの肺転移で、かなり大きなガンが肺にも確認されました。ほかのほとんどの方と同様に、この患者様も最初から外来で治療を開始し、現在も外来での治療を続けておられます。今後も治療を続けることで、さらに腫瘍は小さくなるのではないかと予測しています。

当初のガンは81・94×50・18㎜という大きさでしたが、水素ガスを取り入れた治療を始めた約12カ月後には、41・90×53・76㎜と大きさ的にはかなり縮小しました（6ページ参照）。水素ガスは、水素ガス吸入器をレンタルして、自宅で1日3時間以上吸入されました。

現在は、オプジーボとほぼ同じ作用機序のある、キイトルーダという免疫チェックポイント阻害剤に切り替えて（尿管ガンではキイトルーダは保険適応）、治療を継続しています。

RECISTという判定基準では34・4％、WHOによる判定基準では45・2％縮小しています。どちらも30％以上の縮小で効果があると判定されるので、よい結果が出たのではないかと思っています。

一度、腫瘍マーカーが低下して腫瘍が小さくなるという効果が出ても、その後腫瘍が再増殖する方は少なくありません。しかし、この状況で治療効果を維持できているということは、免疫監視機構がきちんと誘導され、作動している証拠だと考えています。現在、治療効果を維持されていますが、今後も治療を続けていくことで、さらにガンは小さくなることが期待できる症例だといえるでしょう。

ケース6　乳ガン（再発）／T・Mさん　53歳・女性

2015年7月――2019年6月　3年11カ月存命中

治療法：ハイパーサーミア＋低用量抗ガン剤＋水素ガス

この方は別の病院で手術をした後に再発し、私たちの病院を訪れた方です。鎖骨上部は固く腫れて、皮膚に赤味があり、痛みも出ている状態でした。

7ページの写真左が縦隔リンパ節転移で、中心部にぐちゃっとあるのがガンです。写真右上は鎖骨リンパ節への転移です。

この方の場合はお金の問題などさまざまなことから「オプジーボは使いたくない」ということで、温熱療法のハイパーサーミアと低用量抗ガン剤、水素ガスで治療を行いました。水素ガスは、水素ガス吸入器をレンタルして、自宅で1日3時間以上吸入されました。

オプジーボが保険適用となるのは、悪性黒色腫、非小細胞肺ガン、悪性胸膜中皮腫、腎細胞ガン、ホジキンリンパ腫、頭頸部ガン、胃ガンです。そのため、それ以外の場合は自費診療となります。そうなると治療費などが高額になるため、患者さんのご都合に合わせて、オプジーボを取り入れるか、取り入れないかを決めています。

それでも、どちらの写真も治療を開始してから2年6カ月後にガンがほとんど消えていることがわかります。このことから、ほかのオプジーボ併用症例と比較してみると、水素ガスを併用したほうがより早く効果が出る可能性があることがわかります。

この方はほぼ寛解という状態ではありります。このようによくなった状態に近くなると、どうしても「いつまで治療を続ければいいい？」という疑問が湧いてきます。

この疑問に対する確かな回答はまだないのですが、少なくとも水素ガス免疫療法を行う間隔を3カ月、半年と言うように延ばしながらでも維持したほうが、治療効果を維持できるのではないかと考えています。

インフルエンザも毎年ワクチンを接種してインフルエンザに対する免疫を強化していますが、これと同じように、いやそれ以上に、ガンはインフルエンザよりも強敵で七変化します。そのため、ガンに対する免疫の強化はずっと維持すべきだと考えています。こうした理由で治療は今後も続けていく予定です。

ケース7　前立腺ガン（再発）／S・Tさん　79歳・男性

2018年3月――2019年6月
1年3カ月存命中（当院で治療開始してからの期間）
治療法…ハイパーサーミア＋水素ガス

この方は前立腺ガンで、本人のご希望からハイパーサーミアと水素ガスだけで治療を続けていたのですが、腫瘍マーカーが30～40の間でなかなか下がりませんでした。このころ

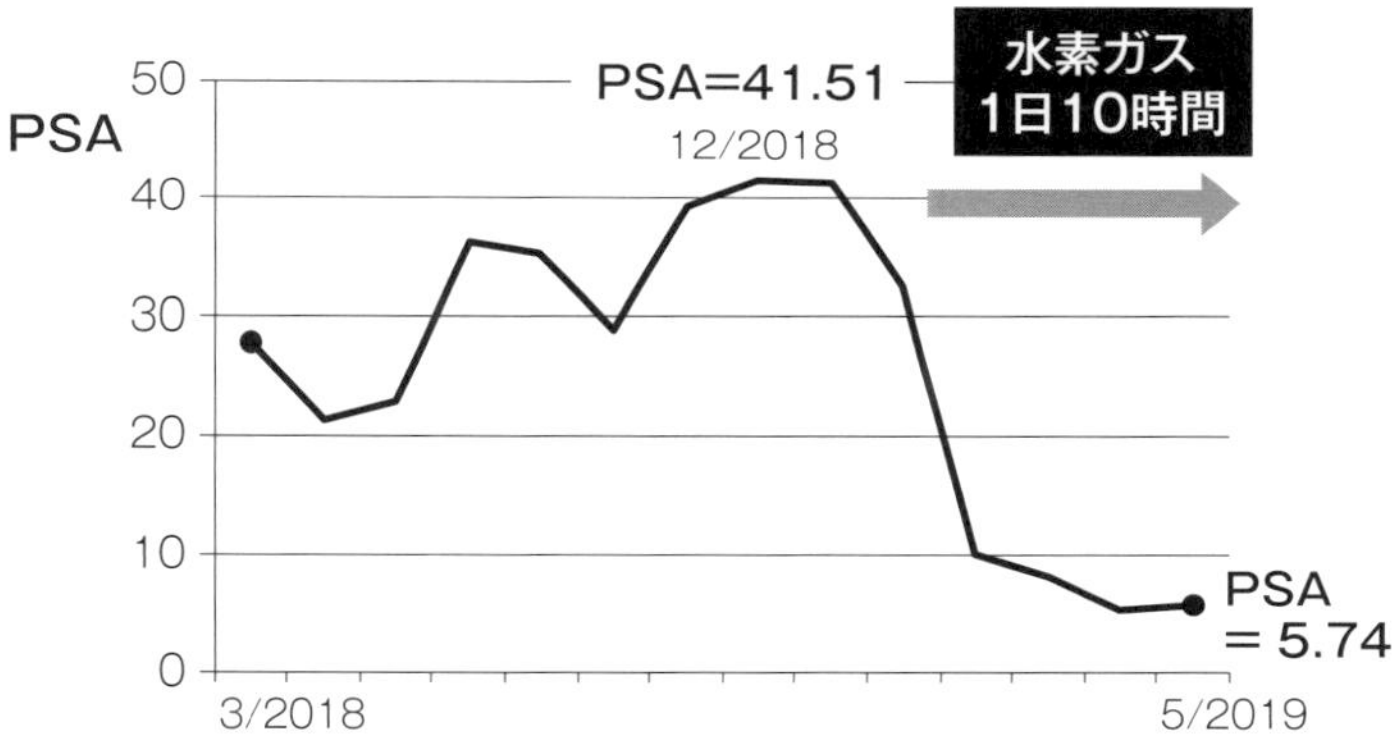

1日10時間の水素ガス吸入で腫瘍マーカーが正常化

腫瘍マーカー（PSA）の数値が30 ～ 40の間だったところ、水素ガスを1日10時間吸いはじめて約5カ月後には数値が5.74とほぼ正常化した（PSAの正常値は5.0以下）。

の水素ガス吸入は1日3～5時間でした。

ところが、ご自身で決意して自宅に水素ガス発生器を購入し、2018年12月から1日10時間以上、水素ガスを吸うようにしたというのです。この方は「水素ガスにける！」とおっしゃって、ご自身でも水素ガスのことをいろいろと研究されています。それで「私は10時間吸います」と。さすがに私から患者さんに「1日10時間吸ってください」とは言えません。そのような治療法であれば、かえってストレスを与えてしまうかもしれませんから。

それでも、寝ている間に6時間、午前に2時間、午後に2時間などというようにすれば、10時間吸うというのも現実的に実行できるのかもしれないなと感じました。

その結果、41・51だった腫瘍マーカー（PSA）の数値が3カ月後には8・08にまで下がり、現在はPSAが5・74とほぼ正常化しています（PSAの正常値は5・0以下です）。前立腺ガンの場合は手術や放射線治療をしたりすると、男性機能が失われたり、残尿症が出たりするので、水素ガスとハイパーサーミアのみを使った簡易型の水素ガス免疫治療でこれだけ症状が回復するなら、多くの患者さんにとって朗報になるのではないかと考えています。

この結果を見て私自身、とても驚いたのと同時に、水素ガスの可能性をさらに感じることができました。

現在、やはり西洋医療には疑問を抱かれてハイパーサーミアのみで治療をされている別の前立腺ガンの方に、水素ガス吸入器を貸し出し、この方と同様に1日10時間吸引していただいております。同じ結果が出ることを期待しています。

もしそうなれば、水素ガスとハイパーサーミアという、放射線も抗ガン剤を使わない極めて非侵襲的な治療法で、初期の前立腺ガンであれば治癒もできるという可能性が広がるかもしれません。

ケース8　すい臓ガン（ステージ4）／M・Mさん　81歳・女性

2018年10月――2019年6月　8カ月存命中

治療法…ハイパーサーミア＋低用量抗ガン剤＋水素ガス＋オプジーボ

進行ガンであるすい臓ガンに対して、水素ガス免疫療法を行ったところ、8ページの写真上にあるガンが3カ月で52・4％も縮小しました。

この方の場合は、水素ガス吸入器を購入されて、自宅で1日少なくとも3時間以上吸引されています。

ただ、治療をはじめてまだ8カ月ということと、高齢の方なので油断できませんが、一般的に予後が厳しいとされるすい臓ガンでも、このように腫瘍が著明に縮小し、治療による副作用もほとんどなくクオリティ・オブ・ライフ（生活の質）を保たれたまま、命を長らえているということに着目していただけたらと思っています。ときどき、食事が入らなくなったといって入院されますが、1週間も入院していると元気になり、食事もほぼ10割食べられるようになって退院されていきます。

この症例のように、治療が難しいとされるステージ4のすい臓ガンの方々でさえ、この水素ガス免疫治療を使えば、副作用はほとんどない状態で、1年、2年、3年と命をつないでいくことができるという可能性を強く感じています。

第7章

水素ガスで健康寿命が10年延びる

平均寿命まで健康で生きるために

平均寿命は命の長さ、健康寿命は日常生活を支障なく送れる時間の長さといわれています。平均寿命と健康寿命の間には、約10年の開きがあります。この10年間は、ほとんどの人が寝たきり、もしくはなんらかの介護が必要な状態になります。その主な要因として高齢者の肺炎、認知症、脳梗塞、ガンなどがあげられます。これらの疾患には、なんらかの免疫異常が関与していると考えられています。

こうした病気も最終的には免疫の状態が大きく関わってくるので、**日頃から免疫力を高める生活を送っていれば、平均寿命まで健康に生きることができる**のではないかと予測されます。

高齢者がこれらの病気にかかると、物を食べることが難しくなり、それによって運動機能が落ちてしまうことがあります。動くのがおっくうになり、家で過ごす時間が増えると、廃用症候群（※）という状態になって筋肉が衰え、ついには寝たきりになってしまうというケースが少なくありません。骨折などをしても、高齢者の場合はそこから寝たきりになるケースが多いので、注意したいところです。さらに、その発端となる高齢者の肺炎、認知症、脳梗塞、ガンなどにならないようにすることが肝心です。

水素ガスを吸うだけで免疫が高まり、平均寿命があと10年以上延びて、100歳まで生きられる人が、今後は増えてくることも予測されます。健康な高齢者が増えれば、国の医療費削減にもつながります。

高齢者のクオリティ・オブ・ライフを高めるためにも、水素ガスは好影響を及ぼすといえるでしょう。

※廃用症候群……気づかぬうちに運動能力が衰えて、自分で思うように動けなくなってしまい、ほかの体調不良を引き起こしてしまう病気。

認知症も水素で予防できる!

認知症というのは、脳の機能低下によって起こる病気です。厚生労働省によると、認知症患者の数は今後も増加すると予測されており、2025年には730万人にのぼると推測されています。これは高齢者の5人に1人という割合になりますから、身近な家族が認知症にかかることも大いにあり得るといえるでしょう。

ただ、認知症とひと口にいっても、いくつかのタイプにわかれます。代表的なものが、アルツハイマー型、レビー小体型、そして血管性の認知症です。アルツハイマー型とレビー小体型の場合は、脳内に特殊なタンパク質が溜まることで神経細胞が破壊されて発症します。血管性の場合は、脳の血管が詰まったり、破れたりすることで、脳細胞が壊れるという病気になります。

どのタイプの場合でも、脳細胞が破壊されることで脳の機能が低下し、記憶をとどめたり、感情をコントロールしたりということができなくなっていきます。徘徊や妄想、暴言といった症状が出てくるので、介護する家族にとっては肉体的、金銭的な負担だけでなく、精神的な負担も大きくなる病気といえるでしょう。

認知症を完治させるために、効果的な治療法はいまだ発見されておらず、進行をただ見守るだけというのが現状です。そうしたなか、水素ガスを使った実験で、ＭＣＩ（軽度認知障害者。まだ認知症ではないが脳機能が怪しくなりつつある認知症予備軍のこと）の予防や改善に役立つ可能性を示すデータが得られています。

このときの被験者は、認知症診断のテストで認知機能にまったく問題がなかった60〜70代の男女20名。彼らが1日5回、2週間にわたって水素吸入を行ったところ、脳実行機能が上昇したほか、血液検査でもＭＣＩリスクに関与する3種類のタンパク質に変化が起き、脳の炎症を抑える作用がみられたという結果が出ています。

水素ガスは認知症の分野においても、認知症予備軍の低減や認知症状の緩和や改善に効果があるのではないかと期待されています。

脳内の酸化を防いでアルツハイマー病を予防

認知症の中でもアルツハイマー型といわれるのが、アルツハイマー病です。この病気にかかると、脳の神経細胞が減少する、記憶を司る「海馬」を中心に脳全体が委縮する、脳の神経細胞に糸くず状の「神経原線維変化」が現れるという症状が起こるとされています。

その原因は脳内にアミロイドβと呼ばれるタンパク質が溜まることだといわれており、アミロイドβが脳全体に蓄積することで神経細胞を変化・脱落させ、脳の働きを低下させ、脳の委縮を進行させると考えられてきました。

しかし、最近の研究ではアミロイドβが沈着するのではなく、脳内の細胞受容体と結合することで、発症するのではないかという考え方も出てきています。アミロイドβと細胞受容体が結合すると活性酸素が増加し、脳組織の大部分を占める脂質が酸化によって劣化します。それにより、神経細胞が死滅するために、アルツハイマー病が発症する。つまり、脳内の酸化がアルツハイマー病を引き起こす要因になっているのです。

ラットを使った実験では、脳内に水素を投与すると、記憶や炎症とともに記憶障害も抑制する働きがあると示されています。

活性酸素の中でも悪玉活性酸素だけを除去する水素は、アルツハイマー病の予防にも非常に大きな役割を果たすのではないかと考えられています。

このほか、ＰＤ-１という分子を出している悪玉Ｔ細胞が、認知症に関係しているという論文も出ています。免疫が活性すると、免疫過剰にならないようにＴ細胞はＰＤ-１を出し、自動ブレーキをかけて免疫を抑制するという働きがあります。ガン治療に使う薬のオプジーボは、このＰＤ-１と結合することで、免疫抑制を外すものですが、オプジーボのこうした作用がガンだけでなく、認知症にも効くのではないかという可能性がみえてきているのです。

実際に高齢者の方々に水素ガスを吸ってもらい、認知症の程度を調べる長谷川式認知症スケールで測定したところ、かなりよい数値が出ており、症状改善がみられました。水素ガスにはＰＤ-１を発現して機能低下したＴ細胞を活性する働きがあるので、これからの認知症の治療や予防にも、すばらしい影響を及ぼすのではないかと考えています。

水素はパーキンソン病治療の「期待の星」

パーキンソン病は「レビー小体」と呼ばれる、線維化したタンパク質が神経に蓄積することで発症すると考えられるようになりました。この病気は、異常をきたした「レビー小体」から活性酸素が産生され、神経細胞が障害されることが病気の原因とされています。

パーキンソン病は50〜60代で発症することが多く、男性よりも女性に多いといわれます。もっとも多い症状としては、「振戦(ふるえ)」「固縮(筋肉の緊張が強く、関節がかたくなる)」「寡動・無動(動作が遅くなる)」「姿勢反射障害(転びやすい)」があります。

以前、ある方がパーキンソン病となったため、手が震えてパットが打てなくなり、大好きなゴルフから8年間も遠ざかっていました。ところが水素ガスを1日1時間、ときには朝晩各1時間と計2時間の吸入を続けたところ、約1年で症状が改善し、ゴルフをプレーできるようになりました。今では土曜と日曜は必ずゴルフに行って、楽しんでいらっしゃいます。こうしたことから考えられるのは、水素は脳神経細胞の修復も行っているのではないかということです。

以前、パーキンソン病と同じような脳神経細胞の状態となったマウスに、水素水を飲ませるという実験が行われました。その結果、症状が改善されて、神経細胞の障害が軽減されたというデータが出たそうです。水素ガスを吸入し、水素を体内に取り入れることで活性酸素を抑えることができれば、パーキンソン病の予防や改善に大きく貢献できるのではないかと考えています。

脳卒中の治療や予防にも役立つ！

脳内の血管が破れることで起こる「脳出血」、脳内の血管が詰まることで起こる「脳梗塞」。これらをあわせて「脳卒中」と呼びますが、これは心疾患、肺炎に次いで日本人における死因の第４位となっており、この病気が原因で寝たきりになる方が非常に多いのです。

脳卒中は血管の老化によって発症するといわれています。血管が硬くなる動脈硬化という状態が進み、血管が狭くなってしまうと、血圧が上がって血管が破れやすくなったり、血栓が詰まりやすくなったりするからです。この動脈硬化には、悪玉活性酸素が深く関係しているため、日頃から水素を吸入してこれを除去していけば、血管年齢を若いまま保ち、脳卒中を予防することができるのではないかといわれています。

さらに、水素は脳梗塞の治療でも大きな力を発揮します。脳内の血管が詰まると、血流にのって酸素が全身に運ばれなくなるため、脳内の神経細胞はすぐに壊死しはじめます。壊死によって炎症が起きるのですが、治療によって血流が再開されると、そのときの炎症がトリガー（引き金）となって、大量の悪玉活性酸素が発生するのです。

悪玉活性酸素はそれだけでも細胞を酸化させ、傷つけるのですが、炎症に集まるマクロファージや好中球によって生み出される一酸化窒素と結合することで、さらに酸化力の強いペルオキシナイトライトを生成し、さらにひどい組織障害を引き起こします。

脳梗塞を患うと、①治療による血流再開から、悪玉活性酸素が発生　②炎症から酸化力の強いペルオキシナイトライトが発生というように、二段階で脳細胞がダメージを受け、病状が悪化することがわかっています。

しかし、脳梗塞の患者が水素を吸入することで、治療後に発生する悪玉活性酸素を抑えることができれば、二段階で受けるダメージを避け、脳神経細胞の障害を軽減することが可能となります。これについては、急性期脳梗塞の患者に治療薬のエダラボンと一緒に水素を点滴で投与したところ、エダラボン単独での投与に比べ、優れた治療効果が現れたという実験結果も発表されています。

水素は分子が非常に小さいため、血流に頼らなくても、体内を透過して全身の細胞に行きわたります。血流が阻害されている状態でも患部に届くため、多くの薬剤よりも優れた効果が期待できるのではないかと思っています。

心筋梗塞の予防や治療を強力にサポート！

心筋梗塞は、心臓の筋肉に血液を運ぶ血管の老化によって発症します。血管が老化して動脈硬化を起こすと、血管が狭くなって血流が滞ります。それにより、心臓の筋肉が壊死していき、心筋梗塞という病状で現れるのです。

脳卒中と同様、心臓の血管が動脈硬化を起こすプロセスにおいては、悪玉活性酸素が大きく関与するので、その予防には水素をとり入れることは非常に有効です。

心筋梗塞の治療は主に、新しい血管をつくる「バイパス手術」、血管内にカテーテルを入れバルーン（風船）やステント（金網）を使って内径を広げる「カテーテル療法」と2つあります。患者の負担が少ないことから、近年は後者の方法が多く選択されています。

ただ、この治療法の場合、治療を受けた患者の約3割に再狭窄（再度血管が狭くなる）が出てしまうというデメリットがあります。

再狭窄が起きるのは、バルーンやステントという異物を挿入したことで、血管内膜で炎症が起きてしまうからです。そこから血管内膜の肥厚、血栓の形成などが起き、血管の内径が再び狭くなってしまうのです。

こうした炎症の拡大には、悪玉活性酸素が大きく関与しています。異物の挿入により、血管内膜では免疫反応として悪玉活性酸素が生成され、炎症が生じます。生成される悪玉活性酸素量が多すぎると、過剰な炎症反応が起き、再狭窄につながるとされています。

しかし、ラットを使った実験では、水素を投与することによって、炎症反応による再狭窄を抑えられることがわかっています。今後さらに実験が進むことで、「心筋梗塞の治療にはまず水素を」という時代がくるのも、そう遠い未来ではないかもしれません。

筋肉痛や関節痛の緩和にも効果的

首や肩のこり、腰痛などの筋肉痛、肩、膝、足首などの関節痛などは、幅広い年代の人々に起こっています。これら整形外科の分野における鎮痛治療にも、水素は活用されています。現在、ペインクリニックや整形外科で使われている消炎鎮痛剤やステロイドは、水素と同様、化学反応によって炎症を抑える薬です。

ただ、水素の場合は副作用がないこと、投与量に制限がなく、部位を選ばないという点で、消炎鎮痛剤よりも優れているのではないかと考えています。

では、水素が痛みを抑えるというのは、どのような仕組みになっているのでしょうか。まず、私たちが痛みを感じるのは、次のようなプロセスが体内で起こっているからです。

痛みを感じる体内プロセス

①なんらかの刺激から、数多くのサイトカイン（細胞から放出され、特定の細胞に働きかけるタンパク質の総称）が連鎖的に反応。
②酵素によって炎症性物質が放出されて炎症が起こる。
③炎症を知覚神経が感知することで痛みを感じる。

消炎鎮痛剤やステロイドの多くは、②で炎症を伝達する酵素のCOX（シクロオキシゲナーゼ）を抑制することで、サイトカインの反応が炎症性物質に伝達されて放出されないようにします。このようにして無理に炎症を消しているため、薬を止めた途端に炎症が悪化したり、痛みが増したりすることが考えられるのです。

しかし、水素の場合は②よりも前段階で、NF-κB《エヌエフカッパビー》の刺激因子のひとつである悪玉活性酸素を抑制することで、鎮痛作用があるといわれています。なお、痛みの治療においては水素を筋肉注射、もしくは関節注射で投与していきます。患部に投与すると、悪玉活性酸素が発生している部位に鈍痛が現れますが、しばらくするとそれが温感に変化し、急激に痛みが軽くなります。

消炎鎮痛剤やステロイドに比べて、炎症を抑える効果は同等であるにもかかわらず、水素は副作用がなく、投与量に制限がなく、部位を選びません。これからは一般の人々に向けた筋肉痛や関節痛はもちろんのこと、アスリートの筋肉や関節のケアにも、水素は非常に有益な働きをするのではないかと考えられています。

水素ガスはサーチュイン遺伝子（長寿遺伝子）と同じ経路で働く

老化を遅らせて長寿に働きかける長寿遺伝子の一つであるサーチュイン遺伝子（ＳＩＲＴ１）。これには細胞の核にある染色体の末端部分にある「テロメア」を保護し、細胞を強くする働きがあります。「テロメア」は細胞分裂のたびに少しずつ短くなっていき、ある程度まで短くなると、その細胞はそれ以上分裂を行うとガン細胞などに変異する可能性があることから、自ら死ぬことを選びます。これを管理・調整された細胞の自殺、もしくはプログラムされた細胞死（アポトーシス）といいます。

なお、サーチュイン遺伝子が活性化すると、テロメアを保護して細胞を強化し、老化のスピードを遅らせるという働きがあります。また、活性酸素を除去してガンの発生を抑えたり、動脈硬化や高血圧、メタボリック症候群、糖尿病などを改善したりする作用もあります。

このサーチュイン遺伝子が元気になると、ＰＧＣ－１α（遺伝子の転写を制御する物質）も活性し、ミトコンドリアの生成や機能向上に働きかけます。つまり、サーチュイン遺伝子を経由して、次のようにミトコンドリアは活性します。

①運動や空腹によってサーチュイン遺伝子が活性
②PGC-1αの働きが高まる
③ミトコンドリアを生成、機能向上

これと同じような経路で水素もミトコンドリアを活性させます。水素の場合は、直接PGC-1αに働きかけて活性し、それによってミトコンドリアの機能を高めるという経路になります。

①水素がPGC-1αを活性化
③ミトコンドリアを生成、機能向上

サーチュイン遺伝子と水素は同じ経路でPGC-1αを活性化し、ミトコンドリアを元気にしていきますが、水素ガスのほうが1つだけステップが少なく、より直接的にミトコンドリア機能を向上させることができます。

つまり、水素はサーチュイン遺伝子と同じような働きを経て、ミトコンドリアを活性化させられるというわけです。現在はまだ、こうした経路があるということがわかった段階ですが、これから研究を重ねていくうちに、この経路を活用した水素ガスの利用方法も出てくるのではないかと考えています。

男性の42歳大厄は、ミトコンドリアがもっとも機能低下する年

基本的に40~50代にかけて、ミトコンドリアの働きは低下します。この年代にさしかかると、身体の機能が落ち始めることで、体力がもたなくなったり、やせづらくなったり、体調不良に悩まされるようになったりという人が多いのではないでしょうか。

これにはさまざまな要因が考えられますし、個人差もありますが、このくらいの年代になると、それまで使ってきたエネルギーの製造経路が変わっていきます。

若いうちはエネルギーを生み出すために、ブドウ糖を使う「解糖系」の経路を使っています。それにより、瞬発的にエネルギー量もたくさん生み出すことができていました。そのため、徹夜をしても翌日もまた元気でいられる、少々食べ過ぎても体重や体型は変わらないなどということが、若い頃にはよく見受けられたのではないでしょうか。

ところが中高年にさしかかってくると、今度は酸素を使ってエネルギーを生み出す「ミトコンドリア系」の経路に変わっていきます。そうなると、これまでと同じような食生活、生活習慣でいると、不具合が出てきてしまうのです。このくらいの年齢になると、「とにかく疲れが抜けない」「やせにくくなった」「今までと身体の感覚が違う」という声が多く聞こえてきます。こうした感覚は、体内で起こっているエネルギー経路の変化とこれまでの生活習慣がかみ合わなくなってきたという合図なのかもしれません。

若いころに使っていたエネルギー生産経路の「解糖系」は、短距離走者のような瞬発力を出すことに優れていましたが、年齢とともに「ミトコンドリア系」の経路に変わっていき、長距離走者のような持久力を発揮するようになります。さらに、ミトコンドリア系の経路は、解糖系に比べると16倍も効率よく、安定的にエネルギーを生み出すことができます。

中高年以降は、ミトコンドリア系の経路を活性させるため、日頃からウォーキング、スイミング、ランニング、サイクリング、ヨガなどの有酸素運動を行うことがおすすめです。それと同時に第5章でお伝えしている食事や生活習慣を意識することも、大いに役立つと思います。

日本で厄年といわれる年齢は、身体機能が変化する時期でもあります。42歳の大厄以降は、老化に向けて身体が変化していきます。ちょうどその時期にあたる40～50代のうちに、生活習慣を見直してみませんか。食や運動、生活サイクルを少しずつ変えていくことで、ミトコンドリア系のエネルギー経路を上手に活用できるようになれば、内臓型脂肪肥満をきっかけに脂質異常や高血糖、高血圧となるメタボリック・シンドロームを予防しながら、70歳、80歳になっても健康を維持し、人のお世話にならずにご自身の人生を過ごすことができるでしょう。

ムダな脂肪をなくしてスリムな体型を維持する

ミトコンドリアを活性させることが、40～50代以降の健康に大きな好影響を与えていきます。メタボリック・シンドロームの予防や改善に役立つとお伝えしましたが、実は水素にも、無駄な脂肪をなくして、健康的でスマートな体型を維持する働きを促す作用があります。

この場合は、腸内環境を整えることがカギとなります。腸内細菌の中には、肥満に向かわせる細菌類「ファーミキューテス類」と、ダイエットを促す細菌類「バクテロイデス類」があります。後者を増やすことで健康的に肥満を予防することができるのです。

肥満に向かわせる細菌類「ファーミキューテス類」は、食物の分解や消化球種を促し、カロリーを蓄積する働きがあります。メタンガスを生み出したり、腸の蠕動運動を抑制したりするので、くさいおならや便秘などにもつながります。

一方、ダイエットを促す細菌類「バクテロイデス類」は、短鎖脂肪酸を生成します。この物質には脂肪の燃焼を促進し、蓄積を減らす効果があるため、腸内でバクテロイデス類を増やせば、やせやすい体質をつくり出せるというわけです。

また、バクテロイデス類には体内で水素を生み出す働きがあります。体内で生み出された水素は、体外から取り入れたものと同じく、身体の内側で起きている活性酸素の害を防ぎ、身体が酸化していくのを抑えてくれます。なお、バクテロイデス類は食物繊維をエサに増殖するので、ごぼう、切り干し大根、アスパラガス、大豆などを多く食べることで、増やしていくこともできます。

さらにバクテロイデス類は、ORPが低い環境を好むといわれています。ORP（酸化還元電位）とは、その場の状態が酸化と還元（物質の酸化を抑制し元に戻す力）、どちらに傾いているかを示す値のこと。水素ガスを吸入することで、腸内のORPは下がるということがわかっていますから、このバクテロイデス類を増やしていくことで、身体をやせ体質に変えていくことができるのです。

すべての病気の根源となるストレスを減らす

ストレスが健康に悪影響を及ぼすことは、多くの方がご存知でしょう。
ガンにかかる患者さんの多くは、発症の数年前に非常に大きなストレスを感じるような出来事に遭遇している方がほとんどです。米国疾病予防管理センター（CDC）の報告によると、あらゆる病気のうち90％はストレスが関連しているといわれています。一般的にストレスというと、仕事、家族、友人などの人間関係から生じる精神的な負担というイメージが強いと思います。しかし、これはストレッサー（ストレスの原因となる要素）の一部で、私たちがストレスを感じるのには、次のようなストレッサーがあると考えられています。

ストレッサーの種類（日本成人病予防協会ホームページより抜粋）

- 物理的ストレッサー：寒暖の変化、騒音、乾燥や湿気など。
- 社会的ストレッサー：仕事や経済状況の変化、人間関係など。
- 心理的・情緒的ストレッサー：緊張、不安、悩み、焦り、寂しさ、怒り、憎しみなど。
- 生理的・身体的ストレッサー：疲労、不眠、健康障害、感染など。

こうしたストレッサーに接すると、人の心身機能には変化が生じます。これがストレスとなるわけですが、もとはストレッサーに対抗するために生じるものであり、生きていく上で必要とされる側面もあわせ持っています。しかしながら、慢性的にストレスにさらされるようになると、心身にはさまざまな悪影響が出はじめます。たとえば、片頭痛、胃炎、胃潰瘍、高血圧、心筋梗塞、脳卒中、ガン、便秘や下痢、アレルギー、うつ病など。現代では、ストレスに関連しない病気を探すほうが、難しいといえるでしょう。

ストレスによって発症する病気の予防や改善には、ストレッサーを取り除くことが最善の方法となります。しかし、仕事や家庭に関わるものである場合など、排除するのが難しいケースも多々あります。

日々感じているストレスを解消できるような趣味を持つことも、推奨されていますが、「趣味はありません」という人も多いのが実情です。ストレスから逃れるというのは現代人にとって、なかなか難しいことなのかもしれません。

ストレスが生じると、その影響を和らげるために、私たちの身体は副腎皮質から「抗ストレスホルモン」を分泌します。このときに悪玉活性酸素も生成されるため、慢性的にストレス状態が続くと、体内から悪玉活性酸素が大量に生成されることになるのです。

そして、多くの場合、この悪玉活性酸素が胃潰瘍や胃炎、心筋梗塞や脳卒中、ガンなどを引き起こしています。

こうした悪循環を断ち切るために役立つのが水素です。水素ガスを吸入することで、悪玉活性酸素を抑制し、細胞の酸化を軽減することで、ストレスに端を発するさまざまな疾病を改善したり予防したりすることができます。また、水素ガスは30分以上吸入すると、θ波の脳波が出現して瞑想しているのと近い状態になります、瞑想というのはストレス解消に最適の精神状態ですので、１日に１回水素ガスを吸入して精神の安寧を図ることは、重要であると考えます。ストレスを発散するための趣味や時間がないという方には、水素ガス吸入によるストレスケアをおすすめしたいと思います。

第8章

オーダーメイド治療の時代がやってきた

統合医療の進化系が「最適医療」

これまで多くの病院で行われてきた医療は、病気を治療し、症状をなくすことに重きをおいた「対症療法」中心の近代西洋医学をメインに行ってきました。ところが昨今の医療業界では、たんに病気の治癒だけを目指すのではなく、患者の心身全体を診る「原因療法」中心の伝統医学や代替医療も必要であるという考え方も取り入れられつつあります。

「統合医療」とは、対症療法と原因療法の2つを統合することで、それぞれの特性を最大限に活用し、1人ひとりの患者にもっとも適した**「オーダーメイド治療」**を提供しようという医療になります。さまざまな免疫治療を複合的に取り入れている「水素ガス免疫治療法」も、「オーダーメイド治療」の一つといえるでしょう。

ただ、これまでの統合医療は、臨床結果などのエビデンス（科学的な根拠）が明らかになっていないという弱点がありました。それゆえに「効果がある」といわれても、それがどのように人体に効いているのかが明らかにされていなかったのです。

そうしたところに免疫学の視点を入れると、ヨガ、アロマ、鍼灸、ホメオパシー、精神・心理療法、食事療法など、統合医療の中でも補完代替医療と呼ばれていたものの多くが、やはり免疫を介してその効果を発揮しているのではないかと予想されます。こうした考えに基づいてさまざまな免疫パラメータを作成し、これらを用いて統合医療におけるエビデンスの確立に向けて、私たちは日夜研究を続けています。

こうした進化系の医療は、これからの医療が目指すところである「プレシジョン・メディシン」、言い換えると「最適適合医療」「個別化医療」になっていくと考えています。私たちが行っている「水素ガス免疫療法」は、温熱療法のハイパーサーミア、低用量抗ガン剤、水素ガス、オプジーボなど、いろいろな免疫療法を複合させ、その患者にとってもっとも効果が高いものを提供しながら、治療にあたろうというものです。

とくにハイパーサーミア+低用量抗ガン剤は、ハイパーサーミアによる温熱療法を組み合わせることで、抗ガン剤の量を標準量の1／3~1／4に減量することができ、免疫に活力を与えるのに必要十分なガン細胞破壊を行う、いわゆるimmunogenic cell death（免疫賦活に最適な細胞死）という状態を実現しているものと考えています。

2016年から症例を取り続けてきた結果、水素ガスを活用することで、ほかの免疫療法の効果が飛躍的に高まることもわかっています。水素ガス免疫療法はまだエビデンスを取り始めて間もないのですが、その効果を示す症例が400以上も取れているということに、この治療法には確かな効果があると実感しています。

ヨガやアロマセラピー、鍼灸、ホメオパシー、精神・心理療法などといった補完代替医療は、まだ本格的には私の治療法の中には組み込んでいませんが、今後これらの療法の免疫的エビデンスが固まってくれば、患者に応じてこれらの療法も取り入れていこうと考えています。

こうした療法も含めて、「この患者さんの治療にはこれとこれを取り入れるとよい」など、オーダーメイドで治療法を設計できるようになることが、プレシジョン・メディシンへの一番の早道であるといえます。それこそが、これから目指すべき進化系の医療、本当の意味での最適・個別化医療なのではないかと考えています。

2018年には、アメリカで免疫療法だけを用いて末期ガン患者が生還したというニュースが発表されました。これは乳ガン患者本人のガン細胞で発現しているガン抗原（ガンであるという目印）を使い、このガン抗原を認識して殺す「免疫細胞治療」を行い、免疫抑制を外す「オプジーボ」を使用するという治療法がとられていました。つまり患者自身のガン抗原を認識して殺傷するという、免疫細胞療法だけで治療して治癒したという画期的な症例でした。国際学術誌『ネイチャーメディシン』にその症例についての論文が発表されました。

ガン抗原というのは、その人のガン細胞に特異的に発現している特有のタンパク質のこと。私たちの身体は、このタンパク質を「異物だ」と判断し、免疫系から指令を出して、ガン細胞を攻撃します。

アメリカでニュースになったこの事例は、免疫細胞療法といって、患者特有のガン抗原に対し、ガンを殺すためにその人にとって一番有効なリンパ球をつくり、それをガン抗原を発現するガン細胞に誘導するという治療が行われました。これと併せてオプジーボを投与したことによって、治療が成功したのです。こうしたことこそが、患者にとって一番のプレシジョン・メディシンであるといえるでしょう。

日本の医療は、いろいろな意味で分岐点に差しかかっていると考えています。これまでの西洋医療一本槍では、高血圧、糖尿病、高脂血症などのメタボリック症候群を一時的に抑えることはできても、根本的に治療するのは困難な状況にあります。とくに日本の国民病ともいわれはじめているガンによる死亡は、医療の進歩があるにもかかわらず、右肩上がりに増加しています。

中でも進行ガンの治療に関しては、西洋医学一辺倒ではもうお手上げの状態です。そこで、統合医療の登場ということになるのですが、今、ちょうど統合医療自体も過渡期に差しかかっています。統合医療に問われているのは、やはり長年の懸案である「エビデンスの確立」です。誤解を恐れずにいえば、統合医療とは免疫を時に活性化し、時に調整して、免疫を適正化することで、患者を治癒に導く治療であると考えています。

免疫という、もともと人間が持つ自己治癒力を高めよう

免疫力には2つの作用があります。1つは身体にとっての異物を識別する作用です。人の身体には日々いろいろな異物が侵入しています。呼吸をすれば空気中に病原体や有毒な粉塵が混ざっていますし、食べ物には細菌やウイルスが混ざっていることもあります。また、体内ではガン細胞など、自分由来の細胞でありながら有害な存在というものも発生しています。これらの異物を識別して排除しなければ、細菌やウイルスやガン細胞が増殖してしまい、私たちの身体はすぐ病気に蝕まれてしまうでしょう。

もう1つは有害な異物を攻撃して排除する作用です。体内で異物を発見したら、すぐに攻撃を開始し、速やかに排除しなくてはなりません。ただ、なんでもかんでも攻撃対象であると誤認してしまうのも困りものです。免疫が誤作動し、過剰になったままの状態になると、通常では反応しなくてよいものにまで免疫反応が起きてしまい、リウマチ、膠原病、

花粉症などのアレルギーを発症してしまうからです。

たとえば花粉症の場合、花粉というのはそもそも人体に害を与えるものではありません。ですから、花粉症でない人の場合は、花粉が体内に入っても、アレルギー反応は起きないのです。ところが花粉症の人の場合は、花粉が目や鼻から入ってくると、免疫システムがこれを「異物」とみなし、IgEという抗体をつくります。IgE抗体は花粉に接触するたびにつくられるので、鼻などの粘膜に少しずつ蓄積され、その量がある程度のレベルになると、くしゃみや鼻水、鼻詰まりなどの症状として現れて、本来なら身体には無害の花粉を排除しようとするのです。

これは私見ですが、生体内のエネルギーセンサーであり、糖・脂質代謝の恒常性維持に働くAMPK（AMP活性化プロテインキナーゼ）からサーチュイン遺伝子（長寿遺伝子）、PGC1-α、そしてミトコンドリアというシグナル伝達経路には、正負両方向の調節機能が備わっています。

従って、こうした免疫の誤作動（免疫の過剰反応）にも、ミトコンドリアが深く関わっている可能性が考えられます。さらに、水素ガスはミトコンドリアを介して、誤作動による免疫反応過剰状態をも調節する可能性が考えられます。

水素ガスは、免疫機能不全よって起こる感染症やガン、認知症などだけでなく、花粉症や潰瘍性大腸炎、クローン病などの免疫過剰状態の疾病にも対応できる可能性があるのです。そのため、水素ガスを日々取り入れていけば、年を重ねても免疫力を正常に維持でき、健康長寿が夢ではなくなるのです。

水素ガス免疫治療が進めば、手術の簡略化もできる

ガンを治療する際、これまでは「できるだけ手術で腫瘍を取り除いたほうがよい」とされてきました。リンパ節なども残してはいけないということで、全部取る。そして、進行ガンで取り残したと考えられるものに対しては、抗ガン剤で叩いていくというのが主な考え方でした。しかし、昨今は少々風向きが変わってきているように感じています。

昔はなるべく広範囲にわたって腫瘍を切り取るという拡大手術を行っていましたが、拡大手術をした場合としなかった場合を比べても、結果は同じだったという報告が胃ガンの拡大手術で報告されました。これがきっかけとなり、拡大手術をするよりも、可能な限り縮小手術をしようという流れになってきています。

これまでガンの手術は、ガンがある臓器とその周囲のリンパ節を取ることが重要と考え

られており「いかに広範囲にリンパ節を切除できたかが予後に関係する」といわれていました。とくに胃ガンの手術において、「より広くリンパ節を切除すれば、予後はよくなる」と金科玉条のようにいわれていましたが、それに関するＲＣＴ(ランダム化比較試験。もっともエビデンスレベルの高い検証方法）は日本では行われておらず、唯一オランダで行われたＲＣＴでは、リンパ節郭清（悪性腫瘍のリンパ節転移に対する処置としてリンパ節を切除する外科的治療法）と予後との間に、有意な関係は認められませんでした。

このオランダのＲＣＴは、日本との手術手技の違いや体格の違いなど問題点も多いのですが、胃ガンでの拡大郭清でも有意な差が出なかったＲＣＴの結果もあわせて考えれば、リンパ節を取ることにそれほど必死にならなくても、大丈夫なように思っています。ある程度は取って、少し残っていたとしても、あとは免疫がフォローしてくれるというくらいの考え方でいたほうが、治療の成功率も高くなるのではないかと考えています。

とくに免疫に関係するリンパ節は「なるべく残しておいたほうが、手術後の免疫活性がうまくいくのではないか」ともいわれはじめています。もともとリンパ節は、全身の組織から集まったリンパ液が流れるリンパ管の途中にあり、細菌やウイルス、ガン細胞などがないかをチェックし、免疫機能を発動させる拠点としての役割を持っています。

そしてここは、ガン細胞と免疫細胞がひしめく狭間の臓器ともいえます。言い換えれば、全身の中で免疫が一番活性する場所なのです。手術の前後に水素ガスなどを取り入れ、免疫力を活性していくことができれば、むしろリンパ節が残っていても、ガンの再発は少なくなり、より長生きできるかもしれません。

また、手術というのは、臓器の一部を取り除く治療法ですので、それなりの機能障害が起こってきます。胃の摘出手術を行うと、やはり食事量が減る方が多いですし、またダンピング症候群（食べ物が一度に胃から小腸へ流れこむために起こる全身症状）によって、動悸、めまい、倦怠感などに悩まされる方々もいます。切除量にもよりますが、肺を切除すると、肺機能が低下することで、運動機能までもが落ちてしまいます。大腸切除でも、切除量が多いと頻便や下痢状便などの症状が出やすくなります。直腸ガンの場合には、ガンの病巣が肛門に近いと人工肛門を余儀なくされます。このように、臓器を切除した方々にとって、術後のクオリティ・オブ・ライフは決してよいとはいえません。

とはいえ、ガン治療における外科手術は標準治療の一つですし、もっとも古くから採用されてきた方法で、ガン組織を直接除去するために、信頼性の高い治療法といえます。以前から行われてきた開腹手術のほか、最近は患者への負担をより軽減する内視鏡手術を用いるケースも増えています。

ただ、術式によっては一時的に血流を止めることがあり、血流を再開した際に大量の活性酸素が発生します。開腹手術においては、普段は低酸素状態の臓器が空気中の酸素に触れるために活性酸素が増えるという見解もあり、身体には大きな酸化ストレスがかかるとされています。

活性酸素には、善玉活性酸素と悪玉活性酸素があります。このうちの善玉活性酸素だけであれば、身体に対して害はないのですが、悪玉活性酸素も同時に発生することで、身体の酸化が進み、免疫も下がってしまいます。そこに水素を入れると、その特質上、善玉活性酸素は残しつつ、悪玉活性酸素だけを除去するという働きをします。また、痛みや入院生活によるストレスで疲弊したミトコンドリアを活性し、免疫力を高めるT細胞も元気にしてくれます。

将来的には、手術前後に水素ガスを併用し、手術ではリンパ節にはあまり触らず、メインとなる患部だけを取り除くような手術が主流になっていくかもしれません。そうなれば、手術も簡略化できますし、手術時間が短縮することで手術合併症が減少し、入院日数も少なくて済むようになります。術後にクオリティ・オブ・ライフを下げるような状態も出づらくなりますし、何よりも患者さんの術後の生存期間が、より長くなるのではないかと考えます。

放射線・抗ガン剤による身体へのダメージも軽減できる

標準治療の一つとして行われる放射線治療では、X線やγ線、電子線などをガン組織に照射し、ガン細胞が増殖するのを抑えたり、死滅させたりします。手術のように身体の組織を切除しないため、臓器を失うことによる健康への負担が生じないというのが、この治療法のメリットといえます。ただし、ガン組織に対する治療効果にはバラつきがあり、倦怠感や食欲不振、吐き気、下痢、脱毛など、多様な副作用が出ることがあります。

その原因には、放射線によって細胞が傷つくという直接的な作用と、放射線によって体内で発生した活性酸素が細胞を傷つけるという間接的な作用があります。しかし、放射線治療の前後に水素ガスを吸入すれば、放射線を当てた後に発生する活性酸素の中でも、悪玉活性酸素だけを除去することができます。こうした作用により、放射線治療で発生する副作用を効率的に軽減することが可能といえるのです。

また、標準治療で行われる抗ガン剤治療においても、水素はその副作用が出るのを軽減する働きがあります。抗ガン剤治療というのは、薬剤が持つ作用により、ガン組織の増殖を抑えたり、死滅させたりする治療方法です。近年は効果の高い薬剤がたくさん登場しており、ガン治療（とくに初期ガンの場合）に、大きな効果を発揮しています。

それでも、多くの抗ガン剤は正常な細胞にも作用するため、副作用で健康を害する患者が少なくありません。抗ガン剤の副作用としてあげられるのは、全身の倦怠感や食欲不振、強い吐き気などがあります。この原因となっているのも、抗ガン剤治療によって発生する活性酸素ですから、水素を吸入するとこうした副作用も大幅に減らすことができます。

なお水素は、腎臓毒性があるシスプラチンという抗ガン剤を使用するときにも、その効果を発揮します。これは肺ガン、胃ガン、食道ガン、膀胱ガン、前立腺ガン、卵巣ガン、子宮頸ガン、悪性リンパ腫など、多様なガンに対して効果のある抗ガン剤です。ただし、強い副作用があり、なかでも腎臓に対する毒性が高いため、人によってはガン組織に効くだけの量を使えないというデメリットがあります。

シスプラチンが腎臓にダメージを与えるのは、やはり活性酸素が原因です。腎臓細胞のミトコンドリアをシスプラチンが障害すると、大量の悪玉活性酸素が発生し、腎臓の細胞を酸化させてしまうからです。さらにシスプラチンは、活性酸素を除去するために、身体が抗酸化物質をつくる働きを低下させてしまいます。それにより、腎臓へのダメージが非常に大きくなってしまうのです。

同様に、胃ガンや大腸ガンで使われる抗ガン剤のオキサリプラチンについても、水素ガスを取り入れることで副作用を軽減することができます。この副作用は手足のしびれなど、末梢神経の障害が報告されており、ひどい場合は歩けない、字が書けない、箸が持てないなどの症状で、患者のクオリティ・オブ・ライフが著しく低下することもあります。

こうした障害が出ると薬剤の投与を中止して、一定期間あけてから、投与を再開することになるため、抗ガン剤治療の効果が落ちてしまうというデメリットもあります。オキサリプラチンの副作用も、薬の投与によって発生する活性酸素が原因です。大量に活性酸素が発生すると、細胞内のミトコンドリアから細胞の自死（アポトーシス）を促すシトクロムcという物質が分泌されます。

この物質に反応した脊髄の神経細胞が自死してしまうことで、末梢神経に障害が発生するからです。水素ガスを吸入することで悪玉活性酸素を除去すれば、神経細胞の自死も防ぐことができるので、オキサリプラチンの副作用を減らすことも可能になるのです。そうなれば、休止期間を置かずに連続投与もしやすくなり、抗ガン剤の効果をきちんと活用できるようになるでしょう。

水素を治療に取り入れることで、標準治療の効果を保ちながらも、より副作用が少なく、患者の身体にもやさしい治療を提供することができるのではないかと思っています。患者自身が自分の身体によりよい治療方法を選択し、その治療を受けられる時代になれば、多くの人がクオリティ・オブ・ライフを保ちながら、その命を長く延ばし、その人らしい人生を送る時間を得られるのではないでしょうか。

そのように、オーダーメイド治療が誰でも受けられるような時代が、将来的にはやってくると思います。そのための準備を、私の病院ではこれからも進めていきます。

ミトコンドリアによって、夢の健康長寿が手に入る

水素ガスは身体のエネルギーを生み出すミトコンドリアを活性化します。それによってT細胞も元気になり、身体の中に異物を見つけたら、すぐに攻撃して排除するという免疫システムとしての働きが正常に行われるようになります。

ミトコンドリアというのは、私たちの細胞内に存在し、生きるためのエネルギーをつくり出している器官です。つまり、私たちが生きているのは、ミトコンドリアが元気にエネルギーを生み出してくれているからともいえます。逆に、ミトコンドリアの機能が落ちると、生命エネルギーが減少して免疫力自体が落ちてしまうことになります。

そこで、今のミトコンドリアの状態はどの程度なのか。それを数値化できたら「この人はガンになりやすい」「この人は感染症にかかりやすい」など、その人がかかりやすい病気もある程度、予測できるようになるのではないかと考えています。ミトコンドリアの機能を測定する方法はまだ確立されていませんが、そう遠くない未来には、ミトコンドリアによる疾患予測や予後予測ができるようになるでしょう。

なお、これまでは予防的な治療をしていても、本当にそれが効いているのか、どのくらい効いているのかを測る指標がありませんでした。けれども、ミトコンドリアの機能を測定することで、それが可能になるとしたら――これはガン治療だけでなく、医療全般において、非常に画期的なことになるのではないかと思っています。

約40兆個もある細胞のほぼすべての中に存在し、私たちが生きるために必要なエネルギーをつくり出しているミトコンドリア。若いうちはブドウ糖を使った「解糖系」の経路を使ったエネルギー生産が主になっていますが、40~50代以降はミトコンドリアによる「ミトコンドリア系」の経路を使ったほうが、約16倍も効率よく安定したエネルギーを生み出すことができ、活性酸素による身体のサビ化も抑えることができます。そうなるためには、有酸素運動をしたり、コエンザイムQ10を多く含む食材を摂ったり、ストレスを軽減させることを意識した生活を送ったりすることが大切になります。それによってミトコンドリアが活性化し、このエネルギー経路をスムーズに使えるようになっていくからです。

ミトコンドリアが元気になれば、私たちの免疫を司る免疫細胞も活性化され、身体に異物が侵入してもすぐ攻撃して排除し、健康が保てるように守ってくれるでしょう。

ミトコンドリアを活性化させる有力なアイテムの一つが、これまで述べてきた水素ガスです。ガンに対する免疫治療に用いるのはもちろんのこと、水素ガスは健康増進や長寿、アンチエイジングやダイエットなど、幅広い分野で活用することができます。

ぜひ、多くの方に水素ガスのすばらしさを体験していただき、お一人おひとりのクオリティ・オブ・ライフをさらに高めていただきたいと思います。

おわりに

私たちの病院に来られる患者さんは、ほとんどが末期ガンの方々です。ほかの病院であらゆる治療をしてきたけれど、それが効かなくなってしまったため、「もう何もすることがありません」と言われ、そこからうちの病院を見つけて来てくださった方ばかりです。

以前、中日新聞が医者と患者に行ったアンケートがあり、その中でも興味を引いたのは、次の部分でした。

Q：最後までガンと戦いますか？
A：最後まで戦いたい……患者90％　医者18％
Q：どういう死に方をしたいですか？
A：とにかく治療をやりきったと思って死にたい……患者95％　医者51％

ガン治療においては、医者と患者の間にこれだけの意識の違いがあるのです。患者側は「とにかく治療したい」という思いがあるのに、医療者側にはそこまでの意識はなく、最終的には「できることはもう何もありません」と、病院から追い出してしまう。

そこから自力で自分に合った治療法を探そうと、わらをもつかむような気持ちでガン難民になっている方々が、約60万人もいらっしゃいます。そういう人たちを受け入れて、水素ガス免疫療法を行いながら、「余命2カ月です」といわれた命を1年、3年と延ばす治療を行っています。患者さん、そして患者さんの免疫力とタッグを組み、尊い命の時間を延ばしているという自負があります。

どうぞ、まだ希望を捨てないでください。標準治療である手術、抗ガン剤、放射線治療がすべてではありません。ガンを消すための治療法は、さまざまにあります。それらを取り入れることで、実際に命を延ばしている方々が、たくさんいらっしゃいます。

それと同時に、末期ガンの患者さんに対し、きちんとした効果を出している治療法について、正しい情報を発信していく必要性も感じています。本書が多くのガン難民の方々の希望となること、そしてその命を長らえる一助となることを願っています。

２０１９年7月吉日

地方独立行政法人　くまもと県北病院機構
玉名地域保健医療センター　院長　赤木純児

著者紹介

赤木純児（あかぎ じゅんじ）

一般社団法人玉名郡市医師会立玉名地域保険医療センター院長。腫瘍免疫専門医。日本外科学会専門医・指導医。日本消化器外科学会専門医・指導医。日本がん治療認定医。日本統合医療学会認定医。日本統合医療学会理事・熊本県支部長。国際水素医科学研究会 理事長。長崎県・佐世保市生まれ。九州大学文学部卒業後、宮崎医科大学（現宮崎大学）医学部に入り直し、1983 年卒業。1989 年熊本大学大学院医学研究科博士課程修了。1992 年アメリカのNIH（National Institute of Health 国立衛生研究所）の NCI（National Cancer Institute 米国がん研究所）に留学。

治療に来ているガン患者の 3 人に 1 人が死んでいく現状を見て、末期のガン患者を何とか救いたいとさまざまな勉強をするうち、統合医療に行きつき、水素ガスと出合う。腫瘍免疫の専門医として、「水素ガス免疫療法」を確立。2019 年ですでに 400 症例以上をもつ。ステージ 4 で余命を告げられた患者、緩和ケアをすすめられた患者の「駆け込み寺」として、成果をあげている。

協　　力／株式会社ヘリックスジャパン
出版プロデュース／株式会社天才工場　吉田浩
編集協力／福元美月
執筆協力／「cosmic flow」岡田光津子
進　　行／高橋栄造　寺田須美（辰巳出版）
装丁・本文デザイン・DTP ／八木麻祐子（ISSHIKI）

水素ガスでガンは消える!?

2019 年 9 月 20 日　初版第 1 刷発行

著　者　　赤木純児
発行人　　廣瀬和二
発行所　　辰巳出版株式会社
〒 160-0022
東京都新宿区新宿 2 丁目 15 番 14 号　辰巳ビル
TEL 03-5360-8960（編集部）
TEL 03-5360-8064（販売部）
FAX 03-5360-8951（販売部）
URL http://www.TG-NET.co.jp
印刷所　　三共グラフィック株式会社
製本所　　株式会社セイコーバインダリー

ISBN978-4-7778-2271-3 C0047